精神障害者の
退院計画と地域支援

田中美恵子 編著

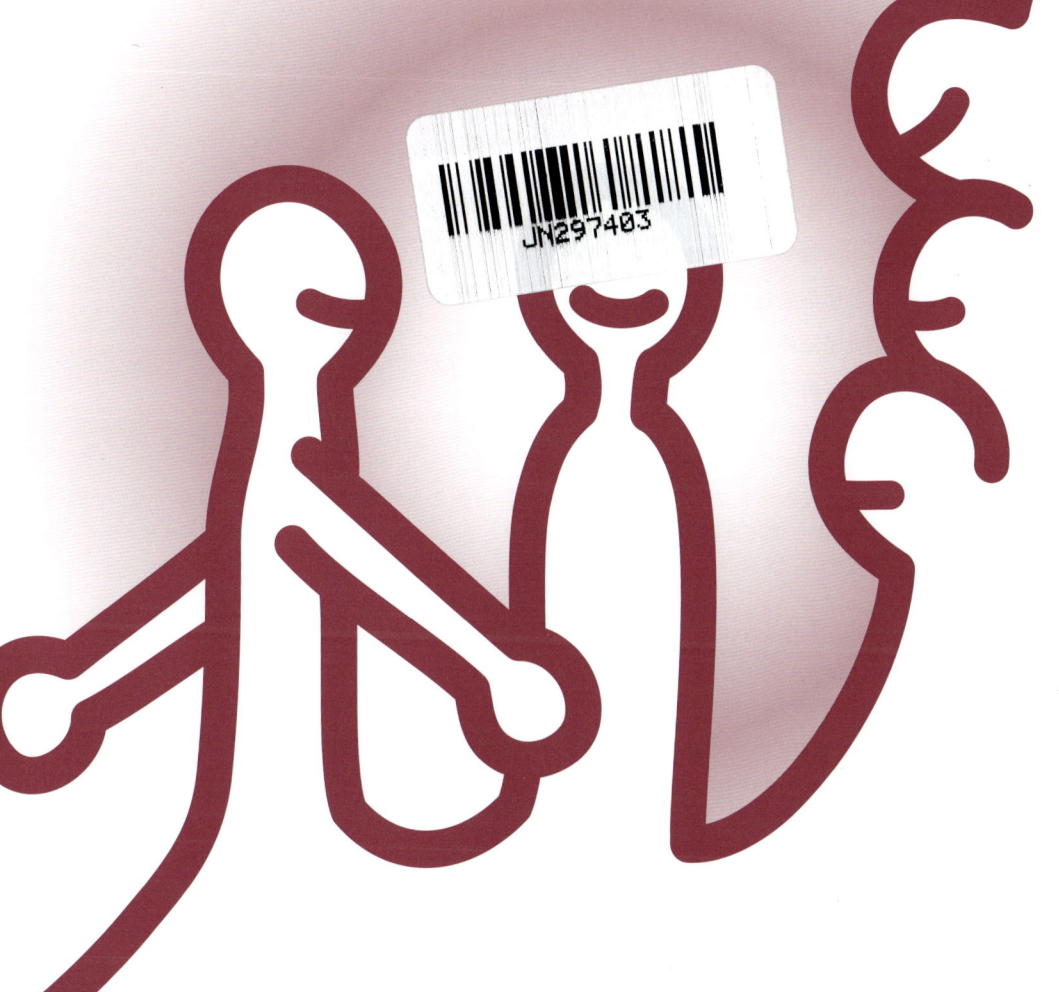

医歯薬出版株式会社

＜執筆者一覧＞

●編 集
田中美恵子（東京女子医科大学看護学部教授）

●執 筆（50音順）
有村　律子（NPO法人全国精神障害者団体連合会）
伊藤　善尚（地域生活支援センターあさやけ）
岩切真砂子（慈圭病院看護部・精神看護専門看護師）
臼井よし子（NPO法人いたばし）
江波戸和子（薫風会山田病院看護部・精神看護専門看護師）
大城　修一（NPO法人いたばし）
柏木由美子（元・東京都多摩小平保健所）
木内　裕子（元・長谷川病院看護部）
近藤　美雪（元・東京女子医科大学病院看護部）
佐藤ひな子（元・東京女子医科大学八千代医療センター看護局）
沢田　儀雄（東京ドロップインセンター）
田中美恵子（編集と同じ）
濱田　由紀（東京女子医科大学看護学部）
堀内久美子（元・長谷川病院リハビリテーション部デイケア科）
三ヶ木聡子（医療法人社団草思会錦糸町クボタクリニック・クボタクリニック）
三砂奈穂美（元・東京女子医科大学病院看護部）
森本　智恵（元・東京女子医科大学病院看護部）

本書は，『精神障害者の地域支援ネットワークと看護援助—退院計画から地域支援まで』（2004年7月，小社刊）の第Ⅱ部「実践編：退院計画から地域支援まで」をもとに構成し直したものです．

This book was originally published in Japanese
under the title of：

SEISHINSHOUGAISHA NO TAIINKEIKAKU TO CHIIKISHIEN

(Discharge Planning and Community Supports for People with Mental Disabilities)

Editor：

TANAKA, Mieko
　Professor, Division of Psychiatric & Mental Health Nursing
　Tokyo Women's Medical University, School of Nursing & Graduate School

ⓒ 2009　1st ed.

ISHIYAKU PUBLISHERS, INC.
　7-10, Honkomagome 1 chome, Bunkyo-ku,
　Tokyo 113-8612, Japan

はじめに

　1987（昭和62）年の精神保健法の成立を1つの転換点として，日本の精神保健医療は，患者の人権保障と社会復帰へ向け，ようやく本格的な歩みを開始しました．2002（平成14）年12月に発表された社会保障審議会障害者部会精神障害分会報告書では，今後10年のうちに「条件が整えば退院可能な約7万2,000人の患者」の退院を目指す方針が示されました．こうした時代背景を受けて，精神障害者の退院促進，地域支援の充実を目指して，本書のもととなる『精神障害者の地域支援ネットワークと看護援助−退院計画から地域支援まで』が2004年7月に発刊されました．

　しかしながら，その後の精神保健医療の動向をみても，長期入院患者の退院は思うように進まず，入院患者の高齢化がますます進展してきています．この間，さまざまな制度の創設や新しい方法の工夫が見られましたが，そうした制度や方法だけでは，入院患者の退院を促進するのには十分ではなかったと言わざるを得ません．精神障害者の地域資源は他の障害と比べてもいまだ乏しく，制度上の格差の是正が必要であることは言うまでもありません．しかしそれだけではなく，やはり，医療現場で患者のもっとも身近にいる看護師の援助のあり方が，患者を早期に退院へと導けるかどうかの大きな鍵を握っているのではないかと考えられます．

　本書はこのような視点から，『精神障害者の地域支援ネットワークと看護援助−退院計画から地域支援まで』として出版された前書の制度等の解説部分を思い切って削除し，実践的な見地からいまなおその知の有効性が衰えていないと考えられる，退院計画から地域支援までの実践編に絞って構成し直したものです．それに伴い，本書のタイトルも「精神障害者の退院計画と地域支援」とし，新版として出すにあたって内容の見直しを行いました．精神障害者の退院促進および社会参加の促進に資することをねらいとする点は，前書の意図をそのまま引き継いでいますが，実践的な内容に絞ることで全体をコンパクト化し，読みやすさ，使いやすさを追求しました．

　ここでは，精神障害者の退院促進の要となる看護師を中心に据え，入院から地域へという流れの中で，それぞれの場における援助の特徴について解説しています．各章には，事例を加え，実際の援助を具体的にイメージできるように心がけました．さまざまな場における援助が生き生きと伝わるよう，事例の記述は豊かなものとなっていますが，これらの事例は，プライバシーの保護のために匿名性に配慮して修正を加えたものであることをお断りしておきます．最終章には，地域支援の一翼を担い，今後ますますその重要性が高まるであろう当事者活動について，2名の当事者の方にその実際を紹介していただき，本書を締めくくりました．

　精神障害者の社会参加の促進・ノーマライゼーションの達成のためには，地域支援の充実が

不可欠であり，そのためにはさまざまな現場で試行錯誤されている実践知を掘り起こし，それを共有していく作業が求められています．こうした作業を通して，実践の質を高めていくとともに，風通しのよい協力関係を作れるようにすることが重要と思われます．

　このような趣旨でまとめられた本書が，病院または地域で精神障害者の支援にあたる看護師・保健師，および他の精神保健医療福祉の専門職や精神保健福祉ボランティアの方々，また精神看護を学ぶ看護学生・大学院生などの方々に広く活用され，精神障害者の退院促進・社会参加，ひいてはノーマライゼーションの達成に役立つことを切に願っております．

　　2009年11月

編者　田中美恵子

もくじ

第1章 初回・短期入院からの退院支援 ……1

1) 初回・短期入院からの退院計画（江波戸・田中）……1
- ▶ 初回入院と短期入院を繰り返す場合の退院支援の違い ……1
  - 初回入院からの退院支援 1　　短期入院を繰り返す場合の退院支援 1
- ▶ 初回・短期入院からの退院支援のポイント ……2
  - 情報収集 2　　入院に対する不安への援助 4
  - 急性期症状と薬物療法への援助 5　　身体管理と信頼関係の構築 7
  - セルフケアの援助 7　　家族の不安への援助と情報提供 8
  - 服薬教育 9　　症状コントロール 10　　退院前の心理的なサポート 10
  - 支援の連続性とネットワークづくり 12

2) 援助の実際（江波戸）……15
- 事例1　患者・母親双方の不安の軽減を焦点とした初回入院患者への退院支援 ……15
- 事例2　服薬中断の背景にある家族関係の調整と自宅での生活に合わせた援助 ……18
- コラム　外部と連携をとること 4　　セルフケア援助と生活歴 8
  - 地域生活の実感 12　　看護師が希望をもつこと 14
  - "百聞は一見に如かず"―訪問することでわかる家庭の様子 19
  - 病棟に入院中の患者さんと一緒に,「退院前の訪問」ってできるの？ 19

第2章 長期入院からの退院支援 ……22

1) 長期入院からの退院計画（田中）……22
- ▶ 病棟単位での退院促進のための管理的な取り組み ……22
- ▶ 長期入院からの退院支援のポイント ……25
  - 退院への働きかけと退院計画 25　　退院支援のポイント 27

2) 援助の実際（三ケ木・木内）……36
- 事例1　患者のペースに合わせた退院支援で26年間の入院生活から退院に至った事例 ……36
- 事例2　症状コントロールを通した支援とサポート体制の構築により退院へと至った事例 ……40
- 事例3　隠された意思を言語化するケアをきっかけに退院に結びついた事例 ……43
- コラム　患者同士のモデルの存在 38

第3章　外来看護 …… 47

1）安心して外来受診ができるための援助 …… 47
▶受診から帰宅までの流れ（森本） …… 47
受け付け 47　　待ち時間 47　　診察後 48　　処置 48　　会計 48
▶外来における環境の調整（三砂） …… 48
危険物などの管理に注意する 49　　静かな環境を提供する 49
目の届かない場所の観察を行う 49
▶外来での対応のポイント（佐藤） …… 50
情報把握の方法 51　　症状悪化のサインを早期にキャッチすること 51
患者が看護師やスタッフに話した内容による把握 51
多量服薬や自傷行為をし，電話をしてきた患者への対応 51

2）病棟および他職種・他部門との連携 …… 53
▶病棟との連携による継続看護（森本） …… 53
外来通院していた患者が入院する場合 53
入院していた患者が退院により外来通院する場合 53
▶他職種との連携（近藤） …… 53

3）精神科外来における看護相談の役割と機能（佐藤） …… 58
▶外来窓口相談・電話相談 …… 58
初診相談 58　　再来患者の相談 59
▶家族からの相談 …… 60
病気の自覚がなく受診が困難な場合 60
アルコール・薬物依存症・暴力・買物依存・万引きなどの状態に困っている場合 61
家族の患者への対応方法 61
▶転院・入院の相談 …… 61

4）外来における個別ケア
　　―継続看護とプライマリナースによる援助 …… 62
▶外来において継続看護を行う基準（近藤） …… 62
プライマリナースをつける場合 62
外来看護師全員で統一的な関わりをする場合 62
受診状況を継続的に観察する場合 63
▶外来での短期プライマリナースの必要性と役割（佐藤） …… 64
入院予約した患者 64　　通院に調整が必要な患者 64
外来の待ち時間に症状悪化をきたしやすい患者 64
待ち時間に他患に迷惑行為を起こしやすい患者 65
高齢者など規則的な服薬・通院が難しい患者 65

5） 援助の実際（佐藤・近藤・森本） ……………………………………………………………66
- 事例1 外来で自傷行為を繰り返すAさんへの継続援助 ……………………………………66
- 事例2 病識がなく怠薬がちだったBさんへの援助 …………………………………………67
- 事例3 体感幻覚へのこだわりから，無為・自閉の生活を送っていたCさんへの援助……68
- コラム つらい待ち時間の工夫 49　　担当医師で運命が変わりますか？ 52
  看護師のカウンセリングではだめですか？ 61

第4章　デイケア（堀内） ………………………………………………………70

1） デイケアとは ……………………………………………………………………………70
- ▶わが国のデイケアのあゆみ ………………………………………………………………70
- ▶デイケアにおける支援の特徴 ……………………………………………………………72
  支援の目標 72　　支援の対象 73　　支援の方法 73
  支援の期間 73　　スタッフ 73

2） デイケアの実際 …………………………………………………………………………74
- ▶長谷川病院の概要 …………………………………………………………………………74
- ▶長谷川病院デイケアにおける支援の特徴 ………………………………………………74
  支援の目標 74　　利用者 75　　支援の方法 76　　期間 77　　スタッフ 77
- ▶今後の課題 …………………………………………………………………………………82

第5章　訪問看護 ………………………………………………………………84

1） 訪問看護における援助の特徴（田中） ……………………………………………84
- ▶精神訪問看護の目的と焦点 ………………………………………………………………84
- ▶精神障害の特徴と訪問看護における援助 ………………………………………………85
  疾患のコントロール 86　　生活能力の維持・向上へ向けた援助 89
  社会生活の維持・社会参加の促進への支援 92
  「体験としての障害」への援助—精神障害者との関係づくり 93

2） 援助の実際（岩切・田中） ……………………………………………………………96
- 事例1 陽性症状をもち続けるAさんへの10年余にわたる地域生活の支援 ……………96
- 事例2 金銭管理の問題と不安による身体症状をもつBさんへの支援 …………………99
- 事例3 内科入院を繰り返しながら地域生活を送るCさんへの支援………………………102
- コラム 社会保険診療制度における訪問看護—保険医療機関からの訪問看護 95
  訪問看護制度による訪問看護—訪問看護ステーションからの訪問看護 95

第6章 保健所・市町村保健センター (柏木)······107

1) 保健所・市町村保健センターの精神障害者への生活支援······107
▶ 保健師が担った精神保健福祉活動の経緯······107
▶ 精神保健福祉相談における保健師の役割······107
　未治療・治療中断者の精神保健福祉相談の現状　107
　未治療・治療中断者への相談訪問活動　111　　精神保健福祉相談の窓口の広がり　111

2) 援助の実際······112
事例1　長期間ひきこもりを続けるAさんと家族への関わり······112
事例2　緊急入院をきっかけとした在宅生活支援と家族への介入······115
事例3　高齢の精神障害者への緊急介入と家族支援······119

第7章 精神障害者地域生活支援センター (伊藤)······122

1) 地域生活支援センターの概要と現状······122
▶ わが国の地域生活支援センターのあゆみ······122
　地域生活支援センターのはじまり　122　　地域生活支援センターの運営　123
　東京都における地域生活支援センターの状況　123
　東京都小平市における地域生活支援の取り組み　124
　「地域生活支援センターあさやけ」の開設　125
▶「センターあさやけ」の現在の活動······126
　「センターあさやけ」への新規相談　126　　「センターあさやけ」の利用と登録　127
　日常生活支援　127　　電話相談・面接相談　129　　交流　131　　地域連携　133

2) 新たな地域連携への取り組みと今後の課題······133
▶ ケアマネジメントとホームヘルプ事業······133
事例1　精神障害者ケアマネジメントを行っての生活支援······133
事例2　地域生活支援センターにおけるホームヘルプ事業の取り組み······134
▶ 地域生活支援センターの役割と今後の課題······135
　活動内容と役割　135　　今後の課題　136
　コラム　金銭管理　128　　消費生活センターへの同行　128
　　　　　相談の一例　131　　交流の一例　132

第8章　看護者による地域支援 (濱田・臼井・大城) ……………137

1) 就労継続支援事業所での活動の実際 ……………137
- 就労継続支援事業所 ……………137
- 就労継続支援事業所での援助の実際：「ひあしんす城北」の場合 ……………138
  - 就労継続支援事業所利用開始までの手続き 138　　就労継続支援事業所の1日の流れ 140
  - 就労継続支援事業所における援助のポイント 141

2) グループホームの活動の実際 ……………142
- グループホーム ……………142
- グループホームでの援助の実際：ドリームSの場合 ……………143
  - グループホーム利用開始までの手続き 143
  - グループホームにおける援助のポイント 143

3) 援助の実際 ……………145
- 事例1　病気から自分を取り戻すことに付き添った事例（就労継続支援利用者）……………145
- 事例2　もともともっていた"大工仕事"という人生の地図を取り戻した事例（就労継続支援利用者）……147
- 事例3　"母親を安心させたい"といってグループホームを利用した事例（グループホーム利用者）……149

第9章　セルフヘルプグループと当事者活動 ……………152

1) セルフヘルプグループの概説 (田中) ……………152
- セルフヘルプグループの特徴と機能 ……………152
  - セルフヘルプグループの援助機能 152　　セルフヘルプグループの社会的機能 153
- セルフヘルプグループの歴史的発展 ……………154
  - アメリカ合衆国におけるセルフヘルプグループの発展 154
  - 日本におけるセルフヘルプグループの発展 155
  - 日本におけるセルフヘルプ運動 156　　当事者によるセルフヘルプ運動 156

2) 当事者活動の実際 ……………158
- 全精連およびポプリの活動を通して（有村）……………158
- 東京ドロップインセンターの当事者活動の経験から（沢田）……………162

索引 ……………169

カバーデザイン：小川さゆり

第1章 初回・短期入院からの退院支援

1）初回・短期入院からの退院計画

　精神障害者の社会復帰・社会参加を促進させるためには，入院初期から，地域における患者の生活を具体的にイメージしたケアを提供し，患者が地域とのつながりを失わないように意識しながら，早期に退院に導くようにすることが大切である．

▶ 初回入院と短期入院を繰り返す場合の退院支援の違い

　患者がはじめて入院した場合の退院支援と，短期入院を繰り返している場合の退院支援とでは，看護援助の重点の置き方が異なる．以下に初回入院からの退院支援と短期入院を繰り返す場合の退院支援についてその要点を述べる．

（1）初回入院からの退院支援

　初回入院の場合，患者本人をはじめ家族も，病気や治療に関わることが初めてであるため不安が強い．精神障害への偏見，病院での生活がイメージしにくいこと，病気の経過についての見通しがつかないなどのことから一層不安になりやすい．

　初回入院の場合，1回の入院で疾患や治療をはじめ社会復帰にまつわるすべての知識や技術を獲得することは困難である．本人や家族の状況をアセスメントしながら，初回の入院目標をどこに設定するかを決めなければならない．

　看護師は，急性期の激しい症状に注目しがちであるが，家族へのケアや退院後の基盤づくりも並行して行うことが大切である．

（2）短期入院を繰り返す場合の退院支援

　2回目以降の入院の場合では，なぜ入院に至ったのかという入院の理由によって支援の焦点が決まってくる．そのため，初回よりも一層患者に合わせた個別的で具体的な退院支援となる．入院に至った理由には，薬物の調整目的，病状の悪化（服薬中断，生活環境の変化によるもの，ライフイベントによるものなどさまざまな原因がある），家族の疲労，地域とのトラブルなどがあり，それらにより支援の焦点やその内容も異なってくる．

　今回の入院の目標をどこまでとするのかを明らかにして，治療計画に合わせて看護計画を立

ていく．患者，家族，医療者が目標を共有して援助にあたることで入院の長期化を防ぐようにする．

▶ 初回・短期入院からの退院支援のポイント

上記のように，患者がはじめて入院した場合の退院支援と，短期入院を繰り返している場合の退院支援とでは，看護援助の重点の置き方が異なるが，ここでは両者に共通する支援について述べる．また，そのポイントを図1-1に示す．

（1）情報収集

入院時には情報が乏しく，なかなか患者の全体像がつかめないことが多い．また入院することで本人はもちろんのこと，家族も動揺し疲労しているため，十分に情報収集ができない場合が多い．特に看護は，患者によって個別性が強いセルフケアの援助を行っていくため，他部門からの情報も積極的に収集し，それらを最大限に活用していくことが大切である．初回入院であっても，外来での様子などについて外来看護師から情報収集し，もし再入院であれば，外来のほかにも訪問看護師，デイケアのスタッフ，地域の保健師や作業所のスタッフからの情報も併せて収集していく．

他部門と連絡を取りながら，患者の生活像を正確につかむことが，入院中の患者のセルフケア援助の実際に役立つ．さらに，退院後の生活を具体的に描けるように，退院後に予想される生活状況や人的資源についても情報収集を行う．活用できる人的資源となる人と，入院当初から連絡を取り合いながら連携を組んでおくことは，その後の退院支援に役立つ．

入　院

1）情報収集
- 他部門からの情報を積極的に集め活用する（外来，訪問，デイケア，保健センターなど）
- 患者の生活像を正確につかむ
- 退院後に予想される生活状況や人的資源の情報収集をはじめる
- 退院後に活用できる人的資源と連絡を取りながら連携を組む

2）入院に対する不安への援助
- 患者の気持ちを丁寧に聴く
- 患者が抱えている気持ちに配慮し，寄り添う
- わかりやすい言葉で，入院や行動制限の必要性について説明を繰り返す
  （どのような状態だから必要なのか，どうなったら解除または退院できるのか）
- 行動制限を行った場合，制限によってできなくなってしまった日常生活の援助を行う

精神科への偏見
病的体験
見知らぬ医療者
入院への同意がないこと
行動制限

3）急性期症状と薬物療法への援助

- 処方されている薬の種類と用量の経過を追い，病気や症状の理解に役立て，セルフケアレベルのアセスメントをする
- 患者の個別的な症状変化を観察し，再燃時の指標をつかむ
- 副作用に早期に対処する
- 副作用からくる二次的障害にも注意する

4）身体管理と信頼関係の構築

- 全身状態をアセスメントする（患者自身が気づけないことや，言葉で表現できないことも十分考慮する）
- 身体への看護を通して，信頼関係を築くようにする

5）セルフケアの援助

- 患者の背景，生活歴，過去最高レベル，現病歴などの情報を参考にしてセルフケアレベルをアセスメントする
- 患者のセルフケアレベルに合わせて，援助を行う
- 病棟での患者の環境を整える

6）家族の不安への援助と情報提供

- 家族も入院初期は，十分な休息がとれるようにする
- 患者の家での様子を聴きながら，家族をねぎらう
- 病気や治療の見通しを医師とともにわかりやすく伝える
- 家族の具体的な困りごとやニーズに応える
- 家族の困りごとやニーズを医師に伝える代弁者となる
- 人的資源を活用しながら情報提供をする
- 面会制限がある時は，その理由をわかりやすく伝え，こまめに患者の状態を連絡することで，家族が心理的に患者から遠のかないよう配慮する
- 家族会や家族懇談会への参加を促す
- 患者を支える家族の力についてアセスメントする
- 症状悪化時にどのように患者をサポートしたらよいのか具体的なプランをつくる

7）服薬教育

- 医師，薬剤師，看護師が役割を分担して，個人・集団教育を行う
- 初期から薬がどのように効いているのか具体的に患者へフィードバックしていく
- 退院後の生活リズムに合わせた服薬の仕方を患者とともに考え，医師と調整する
- 副作用（便秘など）への頓用薬の使い方を一緒に考える

8）症状コントロール

- 患者特有の症状をフィードバックする
- 患者とともに症状悪化時のサインや対処法について確認する
- 入院中に患者が自己の症状に気づいたり，対処法を実践することを助ける
- 頓用薬の活用についてどのようにするか，患者と確認する

9）退院前の心理的なサポート

- 退院後の居場所と生活の目標について患者と一緒に考える
- 患者と家族の退院前の不安を支える

10）支援の連続性とネットワークづくり

- 外来の医師・看護師，訪問看護師，デイケアのスタッフなどのネットワークをつくり，情報を共有し，ケアの一貫性を保つようにする
- 患者会，サポートグループなど，患者がネットワークを広げられるよう支援をする
- （1）外来のオリエンテーション
    - 誰と，どのような交通手段で来院するのかなど，患者と話し合う
    - 入院中に外来へ一緒に出かけ，外来の場や人を知る機会をつくる
- （2）訪問看護のオリエンテーション
    - 受けもち看護師同席の上で，訪問看護師が患者に面接できるようにする
    - 退院前訪問を行い，家族関係の調整を図る
- （3）地域施設などのオリエンテーション

（つづく）

・受けもち看護師同席の上で，訪問看護師が患者に面接できるようにする
・退院前訪問を行い，家族関係の調整を図る
(3) 地域施設などのオリエンテーション
・PSWとともに患者の希望に合う施設が見つかるよう援助する
・施設のスタッフに治療，服薬，生活上の注意点について情報提供する

退　院

図1-1　初回・短期入院からの退院支援のポイント

> **コラム　外部と連携を取ること**
>
> 　病棟で看護をしていると，なぜだか小さな病棟内だけに意識が集中して，外来に電話するだけでも少々敷居が高く感じることがある．さらに，本当は作業所のスタッフや地域の保健師にも話を聞きたいと思いつつ，日々の業務に流されてしまい，なかなか電話する機会を逃してしまう．このように，どうしても情報やケアが「その場」で途切れてしまいがちになる．しかし，患者が何度も入退院を繰り返すのをみると，しっかり連絡を取り合って，病院も地域も1つの大きなチームとしてケアすることが大切であると痛感する．もちろん，同時に患者本人のプライバシー確保という側面にも十分配慮しなくてはならないが，互いの顔が見える風通しの良い連携が取れれば，退院までの十分な計画を立てることができる．さらにちょっとしたサインを見逃さずに早期介入し，不必要な入退院を防ぐこともできるのではないかと思う．

(2) 入院に対する不安への援助

　入院時には本人の同意を十分に得られていない場合が多い．そのうえ患者は混乱状態にあり，見知らぬ病院に入院し，大勢の医療者に囲まれ，不安や恐怖を感じている．このような状況で，患者は得体の知れないものに飲み込まれるような感覚を抱いたり，大勢の人々が悪意をもって自分に接しているような感じをもつ．また精神科への偏見から，入院したことにより将来への絶望感をもっていることがある．このように多くの場合，患者は入院に対して不安を感じ，入院を拒む気持ちでいることが多い．看護師は，このような患者の気持ちを理解した上で，患者の今の気持ちに寄り添い，不安に耳を傾け，丁寧に対応していくことが大切である．このような対応がその後の信頼関係を築く上での基礎となる．

　特に隔離や抑制などの行動制限を行う際は，十分に説明することが大切である．わかりやすい言葉を選び，行動制限の必要性について話すようにする．具体的には，どのような状態だから行動制限をするのか，どのようになったら解除されるのかについて説明し，見通しを伝えることで患者の不安を少しでも軽減するようにする．その場では興奮状態にあり話を聞けるようには見えない場合もあるが，患者はきちんとその場のことを覚えており，理解できていることが多い．また，行動制限を受けている間は，行動制限のために自分ではできなくなった日常生活の援助を行いながら，制限を受けている患者の気持ちに配慮し，行動制限を解除できるようになるための目標について具体的に説明を続ける．

(3) 急性期症状と薬物療法への援助

　薬物療法がはじまると急性期の精神症状と薬物療法の作用・副作用が連動して変化していく.
　入院初期の処方は,症状の種類や程度によって細かく臨機応変に変更されていくことが多い.そのため,看護師は誤薬を起こしやすい状況にある.一般的に薬は,症状の種類と程度によって選択され,処方される.看護師は,現時点でどのような種類の薬が,どの程度処方されているのかを一覧表（図1-2）を活用しながら把握することで,誤薬を防ぎ,薬物療法と症状の変化との関連について理解を深めることができる.また,細かな処方変更だけではなく,全体量としてどの程度の薬物量が処方されているのかを**力価換算表**を活用して把握することも,病気の経過や症状に対する薬の影響を理解するのに役立つ（表1-1）.たとえば,1日当たりハロペリドール18mg処方されていたものがクロルプロマジン450mgに切り替わった場合,数字だけみると18から450へ劇的に増加したようにみえるが,力価で比べると（HPD換算）18から9に減少していることになる（クロルプロマジンの50mgはハロペリドールの1mgに相当する）.つまり,病状が軽快したと医師が判断したことを意味する.このような方法を活用し,看護師は,患者の病気の推移や症状に対する薬の影響について理解し,患者の精神状態をきめ細やかに観察するとともに,セルフケアの援助レベルを決定していく.

　急性期症状とその経過は,患者によって個別性が強いため,どのように症状が変化していくのか観察を重ね記録をしていくと,再燃した時の悪化の指標となる.たとえばある患者は,まず眠れなくなり,テレビの音が気になると同時に幻聴がひどくなり,被害妄想へと発展し,被害妄想が2週間以上続くと周囲を攻撃するようになる.その場合,何日ぐらい眠れていないか,周囲への攻撃がはじまっているか,幻聴が気になっているかなどを目安にして,患者の悪化レベルがどの程度であるのかについて推察することができる（図1-3）.

　薬物療法の作用と副作用についても同時に詳しく観察していくことが必要となる.この時,

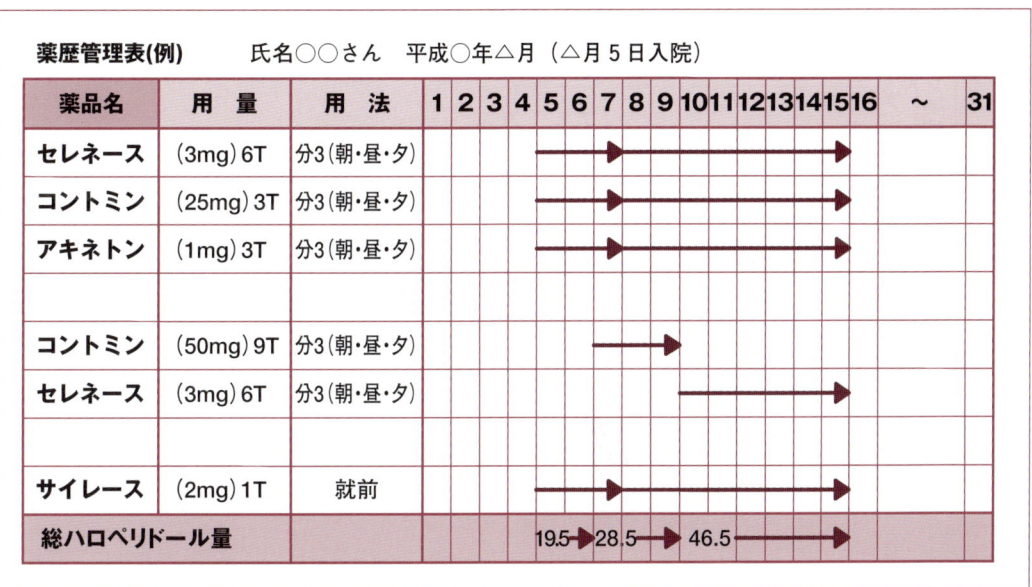

図1-2　薬歴管理表の一例

表1-1 力価換算表

区分	一般名／主な製品名	臨床等力価量	区分	一般名／主な製品名	臨床等力価量
ブチロフェノン系	ハロペリドール／セレネース, ハロステン, リントン	1（基準薬物）	ベンザミド系	スルピリド／アビリット, ドグマチール, ミラドール	100
ブチロフェノン系	ピパンペロン／プロピタン	80	ベンザミド系	スルトプリド／バルネチール	80
ブチロフェノン系	スピペロン／スピロピタン	0.5	ベンザミド系	ネモナプリド／エミレース	1.5
ブチロフェノン系	モペロン／ルバトレン	2.5	チエピン系	ゾテピン／ロシゾピロン, ロドピン	25
ブチロフェノン系	ピモジド／オーラップ	1	インドール系	オキシペルチン／ホーリット	25
ブチロフェノン系	チミペロン／トロペロン	0.75	イミノジベンジル系	カルピプラミン／デフェクトン	25
ブチロフェノン系	ブロムペリドール／インプロメン	1	イミノジベンジル系	クロカプラミン／クロフェクトン	15
フェノチアジン系 アルキルアミノ側鎖	クロルプロマジン／ウインタミン, コントミン	50	イミノジベンジル系	モサプラミン／クレミン	17
フェノチアジン系 アルキルアミノ側鎖	レボメプロマジン／ソフミン, ヒルナミン, レボトミン	25	セロトニン・ドパミン拮抗薬（SDA）	リスペリドン／リスパダール	0.75
フェノチアジン系 ピペリジン側鎖	プロペリシアジン／ニューレプチル	7.5	セロトニン・ドパミン拮抗薬（SDA）	ペロスピロン／ルーラン	4
フェノチアジン系 ピペラジン側鎖	ペルフェナジン／トリラホン, ピーゼットシー	5	ジベンゾチアゼピン系	クエチアピン／セロクエル	36
フェノチアジン系 ピペラジン側鎖	フルフェナジン／フルメジン	1	MARTA	オランザピン／ジプレキサ	1.25
フェノチアジン系 ピペラジン側鎖	プロクロルペラジン／ノバミン	7.5	DSS	アリピプラゾール／エビリファイ	2
フェノチアジン系 ピペラジン側鎖	トリフロペラジン／トリフロペラジン	2.5			

（融 道男：向精神薬マニュアル．第3版，見返し，医学書院，2008より一部引用）

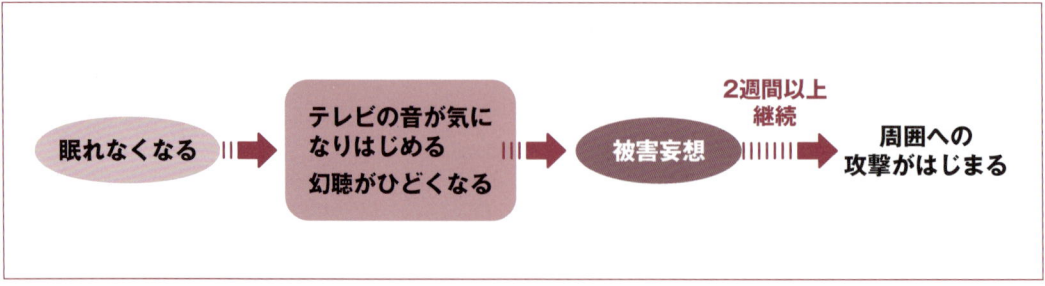

図1-3 症状悪化の指標（例）

どのように薬が効いているのかを具体的な生活レベルで患者にフィードバックすることが大切である．また副作用に早期に対処することは，服薬へのコンプライアンスを高め，治療者との信頼関係を促進することにもつながる．

急性期は多量な向精神薬の投与が行われ，薬の副作用が出現しやすい．特に抗精神病薬による悪性症候群は，入院前の低栄養状態があると高率で出現しやすいが，発熱から早期発見することが可能なため，毎日のきめ細やかな観察が重要である．

薬の副作用からくる二次的障害についても注意する．たとえば老年期うつ病と診断され，抗不安薬が処方された高齢者には，副作用としての眠気から二次的障害としての転倒を起こさないようにする援助が必要である．

（4）身体管理と信頼関係の構築

精神症状とともに身体症状の管理も重要である．精神症状が激しいことによりセルフケアレベルが低下し，水分バランスや栄養バランス，排泄などの基本的な身体状態が同時に悪化している場合がある．さらに急性期はコミュニケーション障害も強いため，快・不快，苦痛など，自分の身体感覚について十分表現できない状況にある．そのため，基本的な全身状態をアセスメントすることが重要となる．まずは言葉で尋ねるのはもちろんのこと，それ以上に実際に目や耳や手を使って看護師が1つひとつ確かめていく作業が欠かせない．それに合わせて患者のセルフケア能力をアセスメントしながら，必要な援助を行っていく．

身体合併症についてもその有無や程度について明らかにする．特に高齢者は自然な加齢に伴う身体機能の低下があるため，本人の自覚がなく，はっきりした合併症がなくても，身体状態には細心の注意を払い，症状が隠れていないかアセスメントする．さらに精神に障害をもつ人は，コミュニケーション能力の障害により，他科への受診が滞りがちになり，精神科で入院治療を受ける時でないと身体治療を受ける機会がないことがある．そのため，歯科や皮膚科などの何気ない疾患も重症になっていることがあるので，十分な観察を行うようにする．

身体管理に伴う基本的な看護ケアを行うことは，患者-看護師間の信頼関係をつくる上でも役立つ．身体が楽になると気持ちも楽になるというように，患者の心身の相互作用を良循環にもっていくことが大切である．このようにして身体への援助を積み重ねながら，その後の治療的人間関係への発展につなげていくようにする．

（5）セルフケアの援助

入院直後の急性期では，患者はほとんどのセルフケアについて何らかの援助を必要としていることが多い．看護師は，患者の背景，生活歴，過去最高レベル，現病歴などの情報を参考にしながら，患者のセルフケアレベルをアセスメントして援助をする．精神症状が激しい時期はもちろんのこと，症状が落ち着いた直後も患者は強い疲労状態にあるので，セルフケアをほぼ全介助し，十分に休息が取れるようにする．少しずつセルフケアの自立度が上がってきたならば，その行為・判断・責任について，看護師から患者へとゆっくりと委譲していく．同時に，患者が自分でできたことをほめていくことを重ねる．このような肯定的フィードバックによって患者の自己評価を高めることができる．

以上のように，患者のセルフケアレベルをアセスメントしながら，少しずつ活動や刺激を増やしていくことが望ましい．しかし現実には，病院の経済的事情などによりそれが困難なことがある．特に，診療報酬上の問題として，急性期入院治療料が設定されたことにより，部屋移動が頻繁に行われることがある．そのため，患者は，十分な休息を取れないまま，環境がめまぐるしく変化し，急激に大量の刺激を受けることがある．また，特に若年であったり家族からの期待が高い場合では，看護師もつい，患者の活動を急いで拡大しやすい傾向がある．看護師はまず治療環境という側面から，今の病棟の状態や部屋の様子と，それらが患者に与える心理的影響について考慮しながら，患者がゆっくりとセルフケア能力を回復できるように環境を整え，刺激量を調整するようにする．

　やむを得ず症状により，隔離・抑制などの行動制限が行われている場合には，行動制限によって低下したセルフケア援助が必要になる．

　急性期の混乱から脱して身体状態も安定してくると，行動の拡大を図り，刺激を増やしていく時期になる．散歩や外出・外泊のほかに，病棟内でのさまざまな活動にも参加していく．患者はこうした活動を通して，人との関わり方，自己の表現の仕方，生活リズムのつくり方，病気や薬への理解などを少しずつ身につけていくことになる．

コラム　セルフケア援助と生活歴

　急性期症状で入院し，薬物療法がはじまり2，3カ月して効果が現れると，精神症状はかなり落ち着いてスッキリしてくる．それと連動してセルフケア能力が少しずつ向上していく．回復の兆しがみえ，どんどんとよくなっていくと，患者の身近にいる看護師としては嬉しい．しかし，そのセルフケア能力の向上も停滞してくることがある．看護師としては，もう少し良くなってもいいのでは…と思い，ついつい看護師だけが頑張りたくなってしまう．セルフケアのレベルは，患者の過去の経験による．人づきあいが苦手で，友人もなく，引きこもっていた人がいきなり対人関係技術を獲得できることはない．新しいセルフケアを獲得したり，今までのセルフケアを修正しなくてはならない時，患者の生活歴を考慮してアセスメントし，根気よく援助していくことが大切である．

（6）家族の不安への援助と情報提供

　入院時には，家族もまた，入院に至るまでの患者への対応や，入院そのものに対するショックなどにより疲労困憊していることが多い．入院当初は家族自身も事態を十分に把握できず混乱しているため，まずは十分な休息が必要である．

　患者からの暴力や暴言により，家族も深く傷つき，患者への抵抗感をもっている場合がある．家族の体験を知り，家族の疲労をねぎらうことが家族との関係をつくる上での出発点になる．

　特に初回入院の場合では，家族も患者の今後の回復の見通しが立たないため，患者の状態をみて一喜一憂し，焦ったり，頑張りすぎたり，またそれによって疲労困憊したりということを繰り返す．また病気に至った原因探しをしたり，自分を責めたりしやすい．看護師は患者の状

態を把握しながら，それと連動した家族の状態にも気を配り，家族にも声をかけていくようにする．またそれによって家族の不安の軽減を図るようにする．

家族からも入院時の疲労が取れはじめたことが観察されたら，家族への情報提供を開始する．家族の具体的なニーズを尋ね，それに丁寧に応えていくと同時に，病気や治療の一般的な見通しを主治医とともにわかりやすく伝える．時には家族の代弁者として，家族の不安や困りごとなどを主治医に伝えることも看護師に求められる．また，必要に応じて，精神保健福祉士（PSW）などの人的資源を紹介し，利用できるサービスや制度について情報提供をする．さらには病棟での家族会・家族懇談会への参加を促し，家族同士で気持ちのわかち合いができるような場を提供することも大切である．

面会を制限されている場合は，その間の家族への配慮が必要になる．面会できないことにより，家族は患者の状態に不安を抱き，心理的にも患者から遠のいてしまうことがある．面会を制限されている理由をわかりやすく説明し，一緒に入院治療に参加している感覚を家族がもち続けられるよう援助する．

退院にあたっては，家族がどの程度患者を支えることができるのかをアセスメントする．またそのアセスメントに基づき，退院に向けて家族が果たす役割を段階的に示し共有する．さらに，患者の症状悪化時に，家族はどのように患者をサポートしたらよいのか，具体的なプランを一緒に作成していくことも，退院後の患者と家族の生活に役立つ．

看護師は患者と長く接することが多いため，患者の気持ちに近くなり，ついつい患者側に立ってしまいがちである．しかし，地域で患者とともに生活していくのは家族であり，その苦労は計り知れない．家族への支援，サービスを充実させることが，間接的に地域での患者の生活を助けることになる．

（7）服薬教育

精神障害は，そのほとんどが慢性的な経過をたどるために，長期に服薬を継続しなければならない．そのためには薬と上手につきあい，薬を自己管理していくことが必要である．

服薬教育は，集団および個人を対象に行われているが，医師，薬剤師，看護師が主に運営し，それぞれの職種により内容に特徴を出して分担している．一般的には，病棟での集団教育の中で，以下の職種がそれぞれに関わり，同時に必要に応じて個別にフォローしている場合が多い．

① 医師：疾患の理解，薬の作用・副作用，服薬の必要性など
② 薬剤師：薬の作用・副作用，薬の形態について，服薬方法，保管方法など
③ 看護師：どの薬をいつ飲むのか，自宅での薬を飲む時間・飲み方，薬を飲み忘れた場合・飲みすぎた場合の対処法，間違わない工夫，薬への期待や思い，副作用とその対処方法など

看護師は入院初期から患者に継続的に関わっているため，早期から薬にまつわるさまざまな問題に気を配りながら患者を援助することが可能である．急性期では，症状の変化とともに薬の作用感をフィードバックすることが望ましい．例えば表情や行動，睡眠などのちょっとした変化でも，薬の効果として日頃から患者にフィードバックする．そうすることで，患者が薬物

の効果を実感していける援助となる．

社会復帰の際に服薬を継続するポイントとして重要なものに，服薬時間と回数がある．入院中は1日4回服薬することができても，退院後は患者の生活リズムによって入院中と同じように服薬することが困難な場合がある．たとえば，仕事をもっている人は昼薬が飲みづらくなり，次第に服薬しなくなってしまうことがある．そのような場合であれば，最初から昼薬をなくした処方に切り替えることができないか，医師に連絡調整することが求められる．また当然のことながら，病棟と自宅では生活リズムが違うため，退院後の生活に合わせて服薬時間を決めることも大切なことである．外出や外泊の機会を活用して，チェック表を用いるなどしながら，自分で薬をきちんと飲めるかどうか実際に体験し，その結果を看護師とともに振り返ることも役立つ．さらに，便秘薬などの頓用薬の使い方を一緒に考えることも有用である．このように，服薬についても，退院後の生活を患者とともに具体的に描きながら工夫していくことが，退院支援のための援助として看護師に期待されている．

(8) 症状コントロール

地域で安定した生活を長く続けるためには，患者が自分の特徴的な症状や再発のサインについて知り，困った時には適切に医療を求めることができるようになることが大切である．このため，入院中に**症状コントロール技術**について教育することが重要となってくる．

急性期では，症状の急性増悪からはじまり，患者特有の症状の経過をたどるため，看護師も患者の個別的な症状の変化を把握しやすい．このようにして把握した患者の特徴的な症状を，機会をみつけて個々の患者にフィードバックすることも，患者教育の1つとして役立つ．

実際には急性期症状が落ち着き，外泊や退院について一緒に話すことができるようになった段階で，患者とともに症状悪化時のサインを確認することが第一歩となる．悪化時のサインはどのようなものであるのか具体的に話し合い，そのサインを生活の中で症状悪化の目安として活かせるようにする．症状悪化のサインが出ないようにするためにはどのようにしたらよいのか，特に患者がリラックスできること，楽しみにしていることを中心に，日常生活の中で具体的な工夫について患者とともに考えるのがよい．さらに，もしサインが出た時にはどのように対処をしたらよいのか，具体的な方法を考え，試すことも有用である．このように入院中にみられた症状悪化の例を取り上げて，実際にその対処法を練習しておくことは，患者の退院後の生活に役立つ．患者の実際の生活にそった工夫を凝らし，なるべく多くの選択肢を考えておくとよい．また，対処法の1つとして内服薬（頓服薬）が悪化の鎮静に役立つのかを確認しておくことも大切である．

(9) 退院前の心理的なサポート

退院前には，現実的な生活スケジュールを作成し，本人の居場所や生活の目標をみつけるようにする．しかしながら，具体的なイメージを描いていくことで，患者は退院後の生活に期待を抱く一方で，大きな不安を抱くのが一般的である．看護師はこのように揺れ動く患者の気持ちを理解しながら，退院前の不安に対して援助していく．

退院前には，医師や家族とともに話し合いの場をもち，それぞれの立場からどのように援助

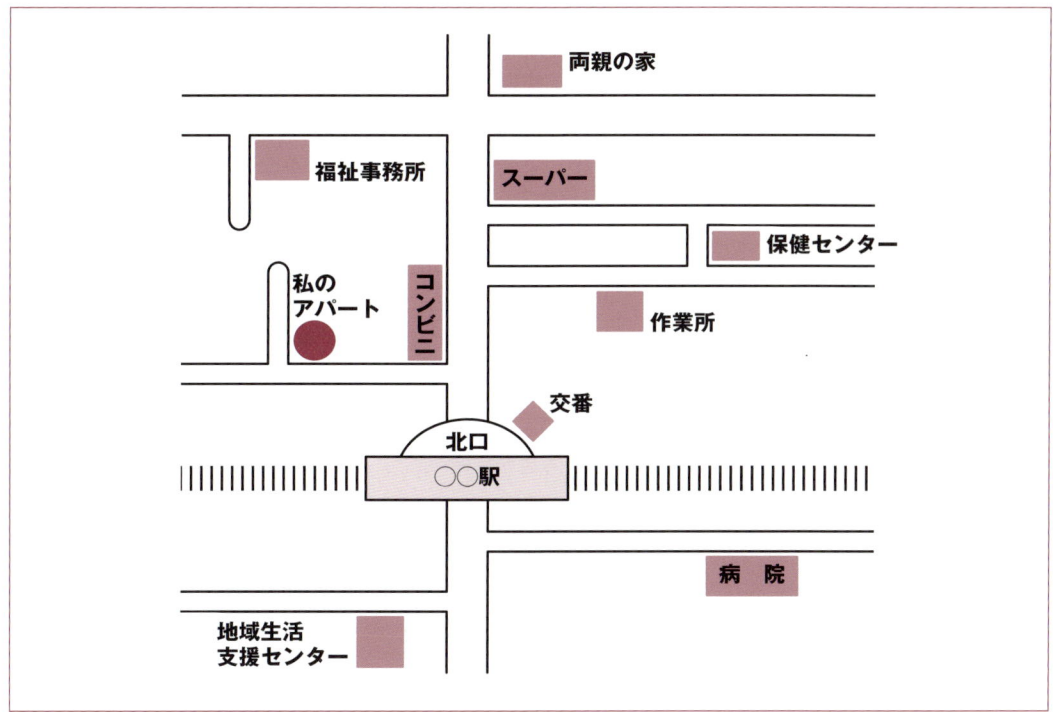

図1-4　Aさんの地図帳（例）

するのかを明らかにしながら，連携を強化することが重要である．この時期は家族も不安になりやすいので，患者・家族相互の影響を考えながら，患者だけではなく家族も支えることがポイントである．

　患者自身の地図帳や電話帳をつくることも退院後の生活に役立つ（図1-4）．自分の周りにはどのようなサービスがあり，困った場合にはどこの誰に連絡すればよいのか整理することで，患者も安心できる．また精神科では救急の窓口が少ないため，緊急時の窓口をみつけておくことは，患者・家族双方の不安を軽減することに役立つ．

エピソード　退院の話が出て不安になったAさんへの援助

　慢性統合失調症のAさん（26歳）は，作業所でのストレスから不眠になり，幻覚・妄想がひどくなって入院した．2カ月が経ち症状が落ち着いてきたので，つい先頃，家族を交えての主治医との面談で，2週間後に退院が決まった．Aさんは，ここまで自分も頑張ってきたし，はやく退院したい気持ちで一杯だったので，その話が出たときはとても喜んだ．しかし2, 3日もすると，Aさんは少しずつ不安になってきた．家では眠れるのか，作業所ではもう一度ちゃんとやっていけるのかと考えると落ち着かなくなってきた．

　そこで看護師は，主治医にAさんの気持ちを伝え，Aさん，主治医，看護師の三者で話し合いの場を設けた．その結果，主治医は不安を軽減するために日中の服薬量を少しだけ増やすことにした．看護師はAさんと毎日一緒に過ごす時間をつくり，気持ちを聴いたり整理したりして退院までAさんを心理的に支援し，Aさんは無事に退院となった．

> **エピソード　退院の話を切り出され不安になった家族への援助**

　躁病のBさん（32歳）は，3ヵ月前，服薬中断と症状の悪化（多弁，浪費，不眠など）で入院してきた．薬物療法により症状が改善され，医師より「そろそろ自宅へ外泊をして，来月には退院しましょう」と言われ，嬉しくてすぐ家に電話をして，退院を報告した．

　家族は入院前，Bさんが多額の借金をつくったり，警察や役所などに電話をかけたりしたことであまりにも大変な体験をしていたため，すぐに病棟へ確認の電話をした．その上，翌日には親戚も揃って，まだ退院させないで欲しいと訴えた．

　主治医との話し合いの席で，医師は早期の社会復帰と退院の必要性を説明したが，家族は自宅での生活が不安でたまらないようだった．看護師は，入院前のBさんではなく，今のとてもよい状態のBさんの姿を知ってもらい，病棟での看護師の関わり方をさりげなく見てもらうことが家族の不安を解消させるのではいかと考えた．そこで，少し面会時間を長めに設定し，場所もホールですることを提案した．2週間ほどそのように面会を続けると家族も安心したのか，その後Bさんは外泊を繰り返し，退院していった．

（10）支援の連続性とネットワークづくり

　患者は外来から病棟へ入院し，そして退院後は再び外来で治療を受けながら，訪問看護を受けるなどして地域で生活していく．このように患者はさまざまな場で治療やケアを受けるが，情報はそれに連動していかない場合が多い．いろいろなクリニックにかかり，あちこちの病院に単発の入院を繰り返すよりも，継続した流れの中で治療やケアを受けるほうが有効な援助となる可能性が高く，回復にもよい影響を及ぼす．看護師としても，地域でのネットワークを意識的につくることを心がけ，情報の連続性やケアの継続性を保つことで，再発予防や悪化の早期発見につなげるようにする．

　入院中の関係を終結し，新しい関係への橋渡しをする際には，主治医または看護師との関係について，患者がどのように考えているのか振り返りを行うことが重要である．そして，外来では誰が主治医になるのか，看護師はどのような人がいるのか，訪問看護師は誰なのか，デイケアのスタッフやメンバーはどのような人たちなのかについて知る機会や場を患者に提供する．また，患者会，作業所など，患者自身の地域でのネットワークの拡大を支援していくことも大切である．

コラム　地域生活の実感

　看護師は，病院の中で働いていると，患者が送る地域生活に対する実感が乏しくなりがちである．病棟は，何もかもが治療のためにコントロールされていて，生活のための援助が全面的に受けられる特殊な環境である．しかし，患者が退院して戻る世界は，そのような理想的な環境ではなく，入院生活とはまた違った意味でのさまざまな制約や限界がある．病院で生活することができても，地域の状況に即して生活できなければ何にもならない．また，病院の中で万全に準備や計画をしようと

しても限界がある．患者にとっては，地域に出て1つひとつ体験し，ゆっくりとリハビリテーションをしたほうが学びになり，その時間をたくさんつくるほうがどんなに役に立つかということである．

エピソード　困った時の電話

　退院する前日，一緒に薬を確認したり，次回の外来の曜日や時間を確認したりしながら，「困った時はどうする？」と聞くようにしていた．その施設では，24時間病棟直通の外線電話を開放していたので，「困った時はいつでも電話してきていいから」と伝えていた．しかし，実際電話をかけてくる人は退院患者の1割もなく，それも単なる挨拶のことも多かった．ある患者が再入院の時に，「いつでも電話していいよって言われたその言葉が，一番ホッとしてうれしかった」と話してくれたのが印象的だった．1つの電話番号でも，患者にとっては強力な安定剤になるのだなと実感した．

① 外来のオリエンテーション

　病棟から外来へと退院オリエンテーションをするなどして，病棟-外来間の連続性を保つことも重要である．

　退院後に定期的な外来通院ができるためには，具体的にはどうしたらよいかを患者とともに話し合う．交通機関はどのような手段で来るのか，乗り換えや交通費について把握できているのか，1人で来るのかそれとも誰かと同伴で来るのかなど，実際の外来受診を想定してみることが役立つ．加えて，初回外来受診日や外来医師・看護師を確認しながら，病棟から外来へ一度出掛けることも，患者にとって外来の場や人を知ることになり，外来通院のイメージがもちやすくなる．

② 訪問看護のオリエンテーション

　訪問看護サービスを受ける場合にも，連続性を保つ援助が重要である．可能であれば，退院前に，受けもち看護師同席の上で訪問看護師が患者に面接をし，退院後の最初の訪問日を決めておくとよい．そうすることによって，患者は訪問看護師と面識をもつことができ，それまでの病棟看護師との人間関係から，次の訪問看護師との人間関係へと安心して移行できる．さらに，受けもち看護師または訪問看護師が退院前訪問を行い，患者の生活環境について実際に知るとともに，患者の要望や家族側からの患者に対する要望を聞くなどして，家族関係の調整を図る機会をもつことが望ましい．

エピソード　当事者の自己決定

　重度の慢性身体疾患と統合失調症を併せもつ患者を受けもったことがあった．退院する時，高齢の母親との2人暮らしが心配になり，患者の兄弟へ援助をお願いしたり，毎日ホームヘルパーを導入できないか相談したり，地域でのスポーツやリハビリ運動教室に参加するよう働きかけたが，最終的にはどれも断られた．しかし，退院後は，2人きりの生活で事故も起こさず，週に一度の入浴サービスだけを利用して，その後も細々と地域で生活している．

　今振り返ると，患者や病気だけを中心に考え，あれもこれもと欲張りすぎたように思える．

サービスを利用するかしないか，どのように地域で生活するかを最終的に決めるのは当事者であり，家族である．「こうしたほうが再発もずっと低くなるのに」「こうしたらもっと生活しやすいのに」と医療者側が考えたとしても，その人の人生について決定する権利はない．長続きする社会復帰には，必ず中心に患者と家族がしっかりといるように思える．

③ 地域施設などのオリエンテーション

退院後に作業所などに通所したいと患者が希望する場合は，看護師やPSWとともに見学に出かけ，希望に合う施設やサービスがみつかるよう援助する．入院前に通所していた場合は，退院前に患者と一緒に電話をかけることで，挨拶を兼ねた情報交換の機会をつくることもできる．施設のスタッフの中に看護職がいれば，疾患や薬のことまで気を配ることができるが，実際は施設によってスタッフの職種や背景はまちまちである．看護師から，治療，服薬についての注意点や生活上の注意点について情報提供することによって，地域施設のスタッフはより一層，患者の地域生活を支援しやすくなる．

> **コラム　看護師が希望をもつこと**
>
> 何度も入退院を繰り返す患者の場合，「このままずっと入院するのではないか」「この人は病院で生活したほうが幸せかもしれない」と思ってしまうことがある．しかし，患者は落ち着いてくると「外出したい」と外の世界へと気持ちを向けはじめる．そして，外出や，外泊がはじまる．時には外に出ることで，疲れたり，不安のために外の世界に怖れを抱いたりする．しかし，そうしたことを繰り返すうちに，不安を乗り越えられるようになると，「また来るわ」と言って退院する．患者には，たとえわずかでも，病院の外で自由に暮らしたいという気持ちがある．再発を恐れ，今後の生活を看護師が否定的に考えるより，患者の力を信じ，看護師も希望をもち続けることが大切なのだと思う．

■ 参考文献

1) 坂田三允，遠藤淑美編：精神科看護とリハビリテーション．医学書院，2000．
2) 坂田三允編：生活領域から見た精神科看護．医学書院，2001．
3) 日本精神科看護技術協会編：精神科看護業務指針2003．精神看護出版，2003．

2) 援助の実際

　急性期での入院は，初回入院だけではなく，慢性期の急性増悪，休息，薬物調整などの入院理由がある．そのため，入院する患者の目的にあった看護が要求される．以下の事例では，初回入院と服薬中断の患者を紹介し，その援助のポイントをまとめた．

事例1　患者・母親双方の不安の軽減を焦点とした初回入院患者への退院支援

事例の概略： Aさん，22歳の女性，母親と弟の3人暮らし．診断名は統合失調症（破瓜型）．今回がはじめての入院である．大学2年生頃から自宅でボーッとしていたり，ごろごろしていることが多くなり，4年生の春には自分から「大学をもうやめたい」と言いはじめ，休学をした．その頃から，突然夜になると「助けて，殺される」と言い暴力をふるったり，「日本が変わったのは私のせいだ」と言ったりと，奇妙な発言が目立ち，不眠がちとなった．

　不眠が続き，興奮も日を追ってひどくなってくるため，母親は保健師に相談して訪問してもらうようにした．その結果，保健師に入院治療を強く勧められ，精神科を受診した．相談や受診が遅れたのは，親戚の人に「このようなことになったのは親の愛情が足りないからだ．家族がしっかり愛情をかけ面倒をみることが何より大切だ」「精神病院に入院すると本当におかしくなってしまう」と言われたことがあったためである．

経　過： 入院初期は，薬物療法の開始により，Aさんは眠気が強く1日のほとんどを横になって過ごすことが多かった．入院については，「母とケンカしたから入院したの？　どうして入院しなくちゃならないの？　変な声が聞こえるようなことはありません．ただ私には見えるんです」と話していた．また，疲れやすく「新聞も読めない，見ただけでも疲れる，頭に入らない」と言い，食事は少し手をつけただけで下膳し，洗髪も十分にすすぐことができず，ほとんどすべてのセルフケアについて全面介助や部分介助が必要であった．

　母親は，毎日面会に来ていた．2時間以上面会することも多く，面会が終わるとAさんはとても疲れた表情で病室に戻って行った．受けもち看護師に「面会は疲れる，言いたいことが言えない」とこぼすこともあった．また，母親も面会から帰る際には，疲れた表情であることが多かった．ある日，受けもち看護師は思い切って面会の様子を見に行った．母親は「Aちゃん，Aちゃん，大丈夫よ．それでね……」と，たたみかけるような猛スピードでずっと話していた．看護師は母親の面会時間を30分で区切り，看護師と母親が2人で話す時間を設定した．母親は看護師と2人きりになると，「Aが病気になったのは家族のせいですか？」「もう治らないんですか？　結婚したり，子どもを産むことはできないんですか？　一生薬漬けになるのですか？」と一気に話し，泣き出した．

援助の実際：

①Aさんの不安への援助： 入院当初Aさんは，どうして入院したのかその理由がわからず，はじめての入院による不安のため，病室から出ようとしなかった．受けもち看護師は，まずAさんと症状のつらさを共有しながら，入院の理由を何度も説明した．さらに，受けもち看護師は，セルフケアの援助を積極的に行い，その援助を通してAさんが安心できるようにし，Aさんとの信頼関係を築こうとした．

Aさんは，陽性症状の強さから抗精神病薬の内服量が多く，眠気がとても強かった．また，抗精神病薬を多く飲んでいるにもかかわらず，依然，幻覚・妄想が活発であり，常に疲労していた．さらに，入院前には不眠が続いていたことから，入院初期には，外部からの刺激を調整し，しっかりと休息が取れるよう援助することが大切であった．受けもち看護師は，温罨法やマッサージを取り入れながら部分清拭や足浴を行い，眠気が強い時にはベッド上での洗髪を計画した．看護師は，1日に1回，まとまった時間をとって，Aさんの話を聴きながら，ゆっくりケアを実施した．Aさんは，洗髪やマッサージの時にうとうとと眠ってしまうことも多く，「気持ちよかった．毎日あの時間が楽しみなの」という言葉が聞かれた．

このような休息とセルフケアの援助を通して，Aさんは少しずつ安心し，関係を受けもち看護師から徐々に医療スタッフや他の患者へ拡大するようになっていった．

②母親の不安への援助： 精神科病院にAさんを入院させることを決意した母親は，周囲からのさまざまな偏見の言葉に傷つき，悩みながら，Aさんに付き添ってきた．入院後は，入院させてしまったことの罪悪感や周囲から孤立したような気持ちを抱いていた．さらに母親は，疾患や治療について知らないことが多く，今後の見通しもつかみにくいことから，余計不安な気持ちを募らせていた．そうした不安から母親は，より一層面会中にAさんに話しかけ，面会時間も長くなっていた．

看護師は母親に，看護師との面接を30分，そしてAさんとの面会を30分という方法を提案した．この方法により，母親は最初にまず看護師に自分の不安や困っていることを十分に話すことができるようになり，感情のカタルシスにより不安が軽減されたようであった．また，看護師は，Aさんの状態について母親に細やかに伝え，少しずつ疾患や治療，Aさんとの接し方についても母親に教育するようにし，それらを通して，母親との信頼関係も築くことができた．看護師との面接後，母親が余裕をもってAさんに接することができるようになったため，Aさんも母親とゆったりとした気分で面会時間を過ごすことができるようになった．さらに30分と時間を区切ることで，Aさんも母親も，疲れることがなくなった．

③服薬と症状コントロールの心理教育： Aさんは，はじめての入院であったため，特に退院後の服薬継続と外来継続が大切であった．

受けもち看護師は，最初から服薬についてAさんとよく話すようにしていた．そのため，入院5日後にアカシジアが現れた時には，Aさんはすぐに看護師に相談してきた．そこで副作用止めが処方され，アカシジアの症状を抑えることができた．また，眠気を強く感じた時も困って看護師に相談してきたので，看護師は，「今は休息が必要な時期で，十分休めた後には，その薬は減っていくこと」を説明し，Aさんが納得できるような援助をすることができた．Aさんはこのような体験を重ねていたため，薬の効果と服薬の必要性について実感し，安心して飲

むことはできていたが，自分は一体どのような薬を飲んでいるのか，いつまで飲まなくてはならないのか，どの程度自分で調整してもよいのかなどわからないこともたくさんあった．

　看護師は，Aさんの急性期症状が落ち着き，十分に休息が取れた後に，服薬と症状コントロールについて心理教育を実施した．同時に，入院の時から精神科について十分な知識や情報もなく，偏見をもちやすい立場にあった母親にも心理教育的アプローチを行った．母親の協力がなくては，Aさんの服薬や治療の継続は困難であると予測したからである．心理教育の中で，Aさんも母親も，服薬の継続についてどうしたらよいのか迷っていたことがわかった．しかし，知識を得たことで，2人とも服薬に対し積極的な姿勢となった．

　症状コントロールについては，Aさんも母親も互いの気づきを活かし，工夫することができた．Aさんは「疲れてよく眠れない時，お母さんがプレッシャーをかけるようなことを言うと頭がざわざわしてきて，何もできなくなってしまう」と言い，母親は「一緒にいるとつい余計なひとことを言ってしまう」と率直な意見を言った．そこで，看護師は，不眠や疲労感を症状悪化のサインとしてみつけること，1日の中で一緒にいる時間はどの程度がよいのかを話し合うこと，悪循環とならないための回避方法を考えることなどを提案し，一緒に話し合った．

④**地域での居場所探しと退院**：外出や外泊を繰り返して，入院から2カ月後，退院の話が主治医から切り出された．母親は，退院後Aさんが「大学に復学して卒業すること」を目標に挙げた．しかしAさんはそれを聞いて，とても不安そうな表情をした．退院したといってもまだAさんは病み上がりである．看護師は，Aさんの目標としてまず大学に戻ることよりも，大学へ戻る前のステップとして何かワンクッションを置き，それから大学について考えたほうがよいのではないかと考えた．

　看護師は，症状コントロールの点からも，Aさんが家以外の居場所をみつけられるように，Aさんが母親と外出する際，作業所や保健センターのデイケアに遊びに行くことを提案した．Aさんと母親は，近所にある作業所を何件か見て回り，保健センターにも立ち寄ってみた．母親は，入院の際にお世話になった保健師と再会し，相談できる人ができたととても喜び，その後は保健センターに度々行くようになった．Aさんは，隣駅にある作業所が居心地よく，行ってみたいと思うようになった．そして「あの作業所はやさしいスタッフがいて，のんびりできそうなの．あそこだったら家以外の時間を過ごせそう．それに，陶芸ができるんだって．前からやってみたかったのよ」と話した．2週間後，母親は「退院の話が出た時，わかっているつもりでもまだいろんなことに焦っていたんですね．保健センターで保健師さんや先生とお話ししたり，作業所に来ている方を見て，少し楽になったんです」と話した．

援助のポイント：この事例では，看護師が患者・家族双方と信頼関係を築くことができたことによって，その後の回復や退院への支援がスムーズに進んだ．これは，入院初期に患者・家族双方の不安の軽減を重点的に行ったことが役立ったものと思われる．特に，入院中は患者だけに注目しがちになるが，患者と家族が相互に影響し合っていることを考慮し，家族にも積極的に援助することが大切である．

事例2　服薬中断の背景にある家族関係の調整と自宅での生活に合わせた援助

事例の概略：Bさん，32歳の女性，母親と2人暮らし．診断名は統合失調症．今回が3度目の入院である．前回の退院は1年前であった．退院後は毎回，薬を飲まなくなり，体感幻覚，幻聴，妄想などの症状が出現し，何度も外来や病棟に電話をかけ，本人の希望で入院となることを繰り返している．

経　　　過：入院初期は，「○○が××って言っている」という幻聴が激しく，被害妄想からくる対人トラブルが病棟内で絶えることがなかった．

しかし，薬物療法がはじまり1カ月後には，幻聴や被害妄想が軽減し，症状が落ち着いたために，服薬教育が開始された．服薬教育では，毎回退院後に服薬中断してしまう原因を中心に，主治医，受けもち看護師，薬剤師がチームを組んで，個人教育と集団教育を並行させて行った．Bさんは，薬の形状（色や形）が気になることや，服薬すると日中眠くなって困ることなどを訴え，自宅では選び飲みもしていたという．また，元来うっかり屋さんの上，面倒くさいからきっちり飲んでいられないともいう．繰り返し，服薬の必要性や症状と薬の関連性を説明したが，同じような訴えがずっと続き，服薬教育は同じ内容を繰り返すばかりでなかなか進まなかった．

入院2カ月後，受けもち看護師と関わっていくうちに，次第に自宅での生活のしづらさや母親との葛藤，自営業経営面で，姉との衝突があることがわかった．

援助の実際：

①家族関係の調整：再入院のきっかけとなっていた服薬中断の理由は，日中の眠気や毎日服薬することの煩わしさなど，納得のいく理由であった．しかしその背景には，母親との関係の中にある緊張や対立，家での居場所のなさ，役割のなさなどがあった．それらをきっかけとしてだんだんと気持ちがつらくなり，服薬にまで気が回らなくなり，薬の選び飲みをはじめ，最終的には服薬中断に至るということがわかった．そのため，まずは家族関係が安定しないと服薬も安定しないと考え，家族関係の調整に重点を置いて支援していくことにした．

Bさんは，72歳の年老いた厳しい母に対して，「しっかりして自立したい」と思いつつ，なかなかそうできない自分に苛立ち，厳しい母と暮らすことにより「居場所がない」と感じていた．一方母親は，自分やBさんの年齢を考えると，もっとBさんにしっかりしてほしいと思い，期待に応えられないBさんに対して怒りがこみあげ，一層厳しくなるという悪循環に陥っていた．さらに，再入院を繰り返すBさんに対し「家での生活はできないのだ．もう病院でないとだめなのだろう…」とあきらめの気持ちも抱いていた．そのため，普段は我慢している気持ちが積み重なり，ちょっとしたことで両者は激しい言い合いになってしまい，それが原因となりBさんの症状がまた悪化するということが繰り返されていた．

姉は家庭をもち，実家から離れて暮らしていたが，実家の自営業の経営についてBさんと衝突することがあった．入退院を繰り返すBさんに，仕入れやレジは任せられないという姉と，自分で仕入れて売りたいという気持ちが強いBさんとの間で，役割の取り合いがあった．しかし，1日頑張ると翌日から3日は休んでしまうというBさんには，一定の役割を果たすことは

難しく，Bさんの役割はあいまいになっていた．

　受けもち看護師はBさんと家族について話すようにした．その中で，母や姉の思いとBさんの思いを整理しながら，Bさんの思いを汲むようにした．また姉が面会に来た際には，Bさんと母の直接衝突を避けるよう，コミュニケーションのクッション役になってもらえないかと提案した．母との激しい喧嘩を繰り返すたびに両者が深く傷つき，一層気まずい空気をつくってしまっているように考えられたからである．さらに，姉との役割分担について話し合い，細かく責任を分け合うように話し合った．外泊の時は受けもち看護師として，Bさんと一緒に実際に家まで行ってみることもした．また，退院前には自宅訪問をして，具体的に母親との関係修復や姉との役割分担の調整を行った．

> **コラム　"百聞は一見に如かず"——訪問することでわかる家庭の様子**
>
> 家族関係は，面会時の様子からでも把握できるが，訪問してみるとより一層実感できることがある．実際このケースに訪問することで，家の中の張りつめた空気や，母親との緊張した関係，家の狭い間取りや，座る場所のなさなど，患者が説明しきれなかった様子まで手に取るようにわかった．入院中は，つい病棟内の姿だけで判断してしまい，訪問前は家で過ごしにくい理由を尋ねても理由がいまひとつピンとこなかったが，訪問することで納得がいった．まさに「百聞は一見に如かず」とはこのことである．

> **コラム　病棟に入院中の患者さんと一緒に，「退院前の訪問」ってできるの？**
>
> 診療報酬の中には**精神科退院前訪問指導料**（380点）があり，退院前に看護師が3回まで訪問することができる（ただし，訪問する看護師の往復の交通費は患者本人に負担してもらうことになる）．これは，入院している患者の自宅または作業所などに訪問し，社会復帰を促進させる目的で行われるものである．病棟での受けもち看護師が退院前に訪問することにより，より実際の生活に近い，具体的な退院支援をすることに役立つ．

②自宅での過ごし方の援助：家族で役割を分担し，安定した規則正しい生活をすることによって，自分の決めた時間で服薬することができ，症状の安定に結びつくことがわかった．そこで，具体的な退院後の生活について，Bさんと一緒にイメージしながらスケジュール表を作成することにした（図1-5）．

　作成後は2週間，病院から自宅への外出という形で試してみることにした．Bさんはスケジュール表があることで，自分が何をし，何をしなくてもよいのかはっきりわかるようになり安心するようになった．また毎日続けることなので，無理のないよう，実際にやってみながらBさんの意見をもとに修正を繰り返していった．母親もスケジュール表があることで，Bさんに過大な期待をすることがなくなり，反対にきちんとできている時はBさんをほめるようになっ

	8	9	10	11	12	13	14	15	16	17	18	19	20	21	22	23
月	朝食	仕入れ（昼食）								店番	休憩	店番	夕食	休憩	お風呂	就寝
火	朝食	休憩	買い物		値付け		昼食休憩		店番	休憩		店番	夕食	休憩	お風呂	就寝
水	朝食	休日			昼食休憩		休日						夕食	休憩	お風呂	就寝
木	朝食	休憩	店番				昼食休憩		店番				夕食	休憩	お風呂	就寝
金	朝食	休憩	店番				昼食休憩		店番				夕食	休憩	お風呂	就寝
土	朝食	休憩	店番				昼食休憩		店番				夕食	休憩	お風呂	就寝
日	朝食	美容院	休憩	店番			昼食休憩		店番				夕食	休憩	お風呂	就寝

Bさんの家での仕事
1. 家事　1）食事の準備　2）ごみすて　3）お風呂の準備
2. お店　1）仕入れ（月）　2）値付け（火）3）店番
　　　　4）店のそうじ　　5）水曜日はお休みの日
3. 2週に1回，金曜日は外来に来ること　・1日4回薬をきちんと飲むこと

図1-5　Bさんの自宅でのスケジュール表

た．

③**自宅での生活に合わせた服薬の援助**：Bさんの自宅でのスケジュールは，自営業の店番をするため，仕事が終わるのが20時，それから夕食をとりひと休みした後，22時からゆっくりお風呂に入り楽しむというものであった．21時に就寝となる病棟とでは，就寝時間に2～3時間のずれがある．Bさんの一番の心配は，夕食後に夕薬を飲み，続けて就前薬を飲むと，1時間後のお風呂に入っている時に眠くなってしまい，溺れてしまうのではないかということであった．そのため，これまでも就前薬を飲まなかったり，入浴後飲んでもなかなか薬が効かずに眠れなかったり，入浴前に飲んでそのまま湯船で眠ってしまったりということがあった．そこで，薬剤師と主治医は処方について相談し，就前薬の中で特に睡眠剤の内容と量を変更した．そして就前薬の服薬時間は，入浴後に決定した．

　退院を目指しての最後の3週間は，自宅への外出をしながら，病棟内でも退院後の生活時間に合わせて服薬し，23時過ぎに入眠するスケジュールで過ごし，薬の効果を確かめた．さらに外泊を何度も繰り返し，入浴後に就前薬を服用し，スムーズに眠れるかどうか確認することも行った．こうして，Bさんの生活にぴったり合った服薬時間と処方内容になったのである．

　同時に，飲み忘れしやすいことを本人と話し合い，デポ剤の注射も行うことを提案した．最初はびっくりしていたBさんだったが，すぐに自分の性格や自宅に戻ると飲み忘れることを思い出し，「注射は保険みたいなものね」と了解した．外来看護師も協力することで，服薬中断により最悪の状態まで悪化しないですむ予防策を取ることができた．

④**外来ケアへの継続**：受けもち看護師として外来看護師に，Bさんはうっかり薬を飲み忘れしやすいこと，性格は正直なことから，外来受診の際には外来看護師に自宅での服薬の確認をしてもらいたいなどのケアを立案し，申し送った．また，単に飲んでいる・飲んでいないだけではなく，家族関係についても一声かけてもらうようにした．Bさんは，グチをこぼすところができたととても喜んだ．

また，Bさんは服薬中断やストレスにより，症状が悪化するが，その症状悪化には特定のパターンがあることもわかった．悪化のサインは，まず身体が震えはじめ，幻聴がひどくなり，その後，被害妄想が激しくなるというものであった．しかし悪化のサインを事前に受けもち看護師と共有することで，Bさんは悪化のサインを看護師にきちんと報告し，助けを求めることもできるようになってきた．そのため，外来看護師にこの悪化のサインについて伝え，早期発見のための観察について申し送り，Bさんには，症状の悪化のサインに気づいた時，外来看護師に自分から伝えるように話した．

援助のポイント：服薬中断のみに注目して，単に服薬の必要性についての説明を行うだけでなく，さらにもう一歩踏み込んで，その背後にある理由や状況まで理解しないと，根本的な服薬中断の解決や援助にはならない事例であった．結果的に，服薬教育よりも家族調整をすることにより，自然に服薬できるようになっていった．

また，自宅での生活を具体的にイメージし，対象者の日常の困りごとを丁寧に一緒に解決することで安心し，スムーズに退院に結びついたものと思われる．

第2章 長期入院からの退院支援

1）長期入院からの退院計画

　2002（平成14）年に発表された「新障害者プラン」により，精神障害長期入院者のうち，今後10年のうちに受け入れ条件が整えば退院が可能な約7万2,000人の退院・社会復帰を目指すことが提起された．わが国では，精神障害による入院患者の約半数が5年以上の入院者であり，統合失調症者が全体の約6割を占めている．こうした長期入院の統合失調症者の退院促進は，わが国の精神保健医療が解決すべき最重要課題として認識されている．また，統合失調症は慢性疾患であり，発病からの経過が長く，その間に入退院を繰り返しながら慢性化に至っている患者も多い．

　そこで本節では，入退院を繰り返している場合も含め，日本の精神科病院に多数存在する発病からの経過の長い慢性化した統合失調症者への退院支援を中心に，長期入院からの退院支援について述べていくこととする．

▶ 病棟単位での退院促進のための管理的な取り組み

　長期入院者を多く抱える病棟にはさまざまな患者層がおり，看護が力を向けるべき課題が多い．高齢化した患者も多く，ともすれば身体的ケアなどの濃厚なケアを必要とする患者に看護の手の多くが向けられ，比較的安定した患者へのケアがなおざりにされやすい傾向にある．しかし，退院促進という観点からは，病棟である程度自立した患者ほど，退院への道は近いと言える．とはいえ，一見病棟の中では自立度が高いとみえる患者でも，いざ退院へ向かうとなると，多くのケアを必要とする場合がほとんどである．加えて，自立度が高く，現実検討力の高い患者ほど，かえって退院に対し慎重で消極的であるということがあり，そうした患者の退院の意思を育むにはかなりの困難が伴うことが多い．こうした実情に，社会復帰のための制度・資源の不十分さも加わり，慢性患者が多い病棟では，これまで往々にして，退院に最も近い位置にある患者への看護がなおざりにされてきた傾向があると言えるだろう．

　多様なケアが要求される慢性期病棟では，看護師長・主任などの管理的立場にある者が，まず，病棟全体の患者をケアの必要度の観点から再検討し，患者ごとに必要とされる看護ケアを判定し，ケアから落ちこぼれてしまう患者がないように，計画的に病棟の看護力を振り分けるようにすることが大切となる．そうしないと，比較的自立した退院の可能性の高い患者たちは，

皮肉にもケアの網の目から落ちこぼれやすいということが起こるからである（もちろん，退院の可能性が現状では低いと思われる重症患者に対するケアにも，相応な看護力が振り分けられるようにすることはいうまでもない）．

このような現象が起こらないようにするために，管理的な立場にある者は年単位で病棟看護ケアの目標を立て，計画的に病棟内の患者の退院促進に取り組むことが重要である．またこうした試みを通して，病棟スタッフの意識に働きかけ，退院促進に積極的に取り組む雰囲気を病棟内につくりあげていくことが重要である（図2-1）．

病棟目標を立てたならば，次に受けもち看護師が担当する個々の患者を，退院可能性という観点からもう一度査定し直す作業が必要である．退院可能性の査定の項目としては，患者のセルフケア能力（食事・排泄・個人衛生・活動と休息・対人関係・安全を保つ能力など），服薬自己管理能力，症状コントロール能力，危機対処能力（危機時に援助を求める能力），退院の意思，外来通院の意思（またはデイケア通所の意思など），家族の状況（患者の退院に対する

看護師長・主任などの役割	❶ 病棟全体の患者をケアの必要度の観点から再検討 → 患者ごとに必要とされる看護ケアを判定 → 病棟の看護力の計画的な振り分け
	⬇
	❷ 病棟看護目標の設定 → 計画的な退院促進 → 退院促進に積極的に取り組む雰囲気づくり
	⬇
受けもち看護師の役割	❸ 退院可能性の観点から受けもち患者の査定 査定項目 ・セルフケア能力（食事・排泄・個人衛生・活動と休息・対人関係・安全を保つ能力） ・服薬自己管理能力 ・症状コントロール能力 ・危機対処能力（危機時に援助を求める能力） ・退院の意思 ・外来通院の意思（またはデイケア通所などの意思） ・家族の状況（家族の支援の可能性やキーパーソンの有無など） ・住居の確保の見通し ・必要な社会資源
	⬇
看護師長・主任などの役割	❹ 退院可能性の観点から患者層を類別
	⬇
	❺ 優先的に退院促進を進めていく患者のリストアップ → 重点的・計画的な退院支援

図2-1　病棟単位での退院促進のための管理的な取り組み

退院アセスメント票

病棟：＿＿＿＿＿　　　　　　　　　　　　　　　　　　平成　年　月　日
患者氏名：＿＿＿＿＿＿＿＿　　　　　　　　　　　担当看護師：＿＿＿＿＿＿＿＿

1. セルフケア

	自己評価	看護師評価	コメント
1）空気，水，食物に関するセルフケアが行える			
2）排泄に関するセルフケアが行える			
3）個人衛生に関するセルフケアが行える			
4）服薬管理を主とした症状コントロール技術がある			
5）活動と休息のバランスを保つことができる（日中の具体的活動プランをもっている）			
6）重要他者（家族，保護者，援助者）とコミュニケーションがもてる			
7）家族以外の人とも適度な交流がもてる			
8）対人関係の問題が発生した場合，対処できる．できない時には，援助を求めることができる			
9）症状悪化の早期発見ができる（自分の症状を正確に表現できる）			
10）危機時，援助を求めることができる（援助機関の名称，電話番号，住所を知っている）			
11）自分および他者の安全を守ることができる			

○：自立している，△：家族,支援者の援助があればできる，×：家族・支援者の援助があってもできない

2. 退院の基本条件

＜コメント＞

1）退院の意思・欲求	ある	少しはある	ない	
2）外来通院の意思	ある	少しはある	ない	
3）退院先	ある	準備中	ない	

3. 判　定

A. 退院の準備が整っている
B. 準備を要する ──┐
C. 相当の準備を要する ──→

＜退院へ向けての準備計画＞

（長谷川病院看護部作成　一部改変）

図2-2　退院アセスメント票

意向，家族の支援の可能性やキーパーソンの有無など），住居の確保の見通し（グループホーム，アパートなど），必要な社会資源（地域生活支援センター，作業所，デイケア，訪問看護，ホームヘルプなど）などが挙げられる．退院アセスメント票などの評価用紙を活用して，患者とともに検討する方法も有効である（図2-2）．

　このようにして個々の患者を退院可能性という観点から査定し直し，退院の可能性が高い者から，現状ではまだ遠いと考えられる者まで，患者層を類別し全体を把握する．そこで，今度は患者の中から優先的に退院支援の働きかけを行う患者をリストアップし，重点的かつ計画的に退院支援を進めていく．

　このような病棟単位・年単位での計画的な取り組みが必要な理由は，先にも述べたように，発病からの経過の長い，特に長期入院者の場合には，実際退院に近い位置にあると思われる患者でも，いざ退院への支援を開始しようとすると非常にきめ細やかなケアが必要とされ，予想以上の看護力を要するからである．病棟内の看護スタッフが退院へ向かう患者に意識を集中すると同時に，退院支援の要となる受けもち看護師を医療チーム全体で心理的に支えていくことが必要となってくる．このような取り組みを通してはじめて，長期入院の患者の退院が実現する場合が多い．こうした濃密な看護ケアを保証するためには，当然ながら，前述したように病棟全体の看護力を計画的に振り分けるなどの作業が必要とされる．

　しかも，1人の患者に対する退院支援だけでもその実現のためには長期間を要することもあり，途切れ途切れの支援では失敗に終わることがある．したがって，退院への支援が一人ひとりの患者に対して継続的に行われるよう，年単位で計画を立て，たとえ管理者やスタッフの異動があったとしてもきちんとした申し送りがなされ，長期にわたり継続した援助が実施されるようにすることが大切である．

　また，このような病棟単位の計画的な取り組みが順調に実施されるためには，病院全体でのバックアップが欠かせない．病棟間および医療チーム全体での理解が得られるよう，看護管理者の明確な目標設定が求められる．

▶ 長期入院からの退院支援のポイント

（1）退院への働きかけと退院計画

　以上述べたように病棟の患者全体の査定が行われ，退院の実現の可能性が高い患者が選定されたならば，さらに詳しく患者ごとの査定を行い，それぞれの患者に合った退院への働きかけ方を決めていくことになる．この段階から広い意味での退院計画がはじまっていることになる．長期入院者の場合，先にも述べたように，患者の退院の意思を育むこと自体に多くの時間と細やかなケアが必要とされることが多く，実際の退院に向かって患者と看護師がともに歩み出す前段階から，退院へ向けた働きかけを慎重にスタートさせることが必要である．つまり，患者の退院への意思が十分言語化されていない段階から，看護チームによる意図的な働きかけが必要であるということである．特に長期入院者の場合には，このような退院への意思を育む援助の段階から，広い意味での退院計画がはじまっているといえる．

　しかしこのように書くと，あたかも患者の退院の意思を看護師側が強制的に育むような誤解

を招くかもしれない．そこであえて述べるが，患者の退院の意思が一見萎えているようにみえるのは，実は，これまでの退院のための諸条件の不備や退院支援の不十分さにその原因の多くがあり，そのため，患者は唯一の現実的な対処として「あきらめ」を選択せざるをえなかったという事実がある．このことを思えば，退院の意思を育む援助は，決して看護師側の一方的な押しつけではなく，患者にとって必要な援助といえるのである．しかしもちろん，後述するように，その働きかけは専門的な援助技術に支えられたものでなければならない．

　以上のような準備段階での働きかけを通して，患者の退院の意思が育まれ，それが確認でき

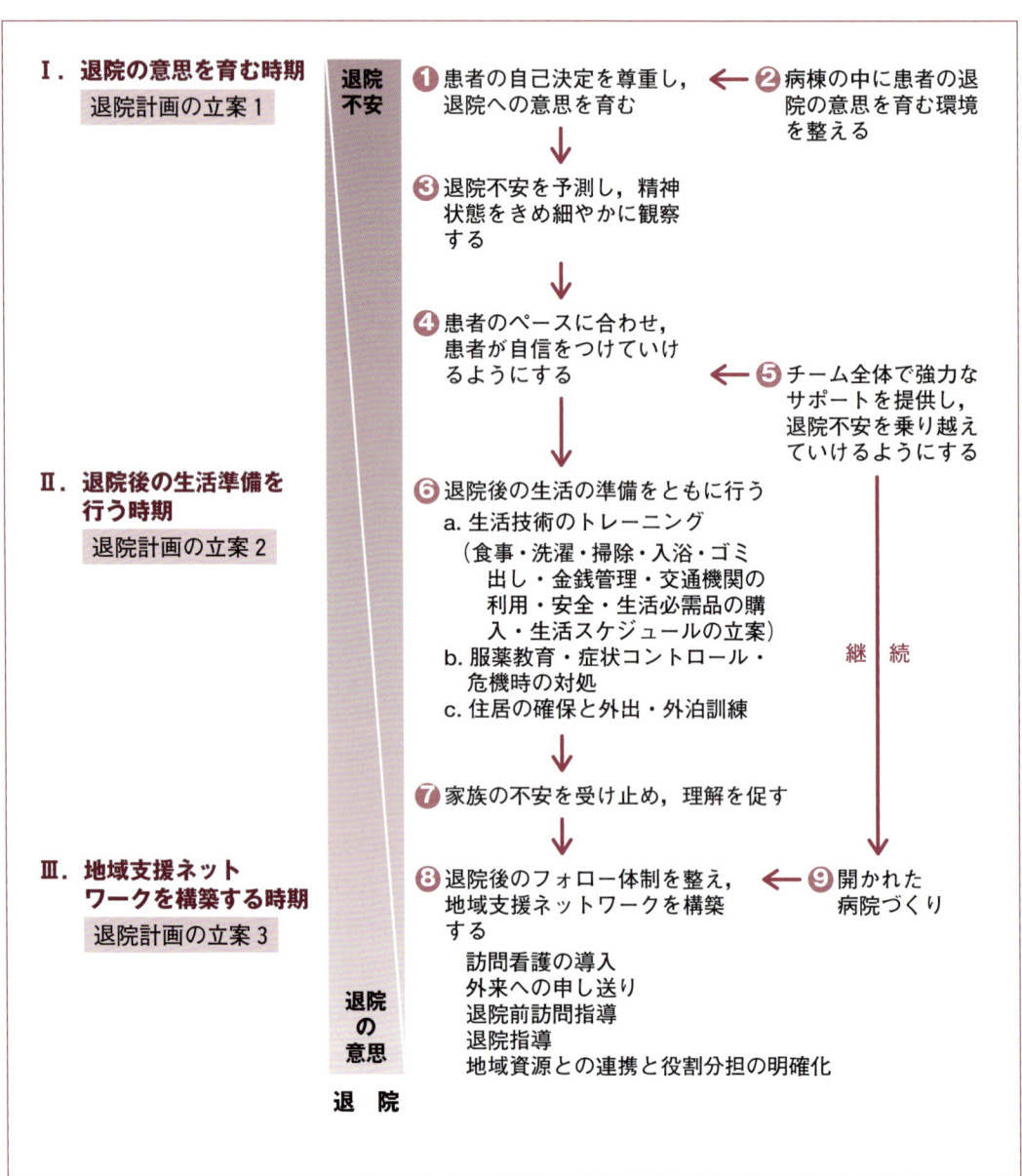

図2-3　長期入院からの退院支援のポイント

た時,はじめて患者との共通基盤に立った狭い意味での退院計画の立案が可能となる.その段階では,患者とともに受けもち看護師を中心とした医療チームが,退院という共通目標に向かって計画を立案し,実施していくことになる.

退院計画は,退院への働きかけが開始される時点から,患者の個別性や社会環境的条件などを考慮し立案されるが,その後も患者の経過や状態の変化に伴い,きめ細やかに評価・修正されていく.しかし,おおむね,退院経過に沿った次の3つの主要な時期に分かれ,それぞれに特徴的な退院計画が立案される.

Ⅰ．退院の意思を育む時期
Ⅱ．退院後の生活準備を行う時期
Ⅲ．地域支援ネットワークを構築する時期

さらに,経過に伴い,細かな計画の評価・修正が行われ,患者ごとに個別的な展開をみせることになる.

次項では,以上の退院経過に沿った3つの時期を通して流れる「退院支援のポイント」についてまとめることとする.

(2) 退院支援のポイント

長期入院からの退院支援のポイントは,以下の9点にまとめられる.なお,退院支援のポイントと退院経過に伴う3つの時期,ならびに退院計画立案のタイミングとの関係を図2-3に示した.

① 患者の自己決定を尊重し,退院への意思を育む

退院支援においては,患者の意思を尊重した働きかけがまず基本となる.しかしながら,長期入院をしている患者の場合,退院への意思や希望を心の中に秘めていてもそれを自分から表明してくることはまれである.特に,生活の自立度が高く,精神症状も安定した社会的入院者の場合ほど,その現実検討力の高さゆえに,逆に長期に入院生活を送った自分自身をありのままに見つめ,同時に現実の社会の厳しさを認識し,そのことでかえって退院に対して消極的または拒否的であることが多いようである.

看護師は患者に対して,「退院」という言葉を不用意に投げかけ,患者を脅かすことのないよう慎重にならなければならない.長期入院者の場合,家族とも疎遠になっていることが多く,長い入院生活の中で,現実の社会との接点をほとんど失っていることも多い.したがって,「退院」という言葉は,とりあえずの安住の地である病院から患者を外へと放り出すという脅威の言葉となることがある.退院支援をする場合,看護師はまずこのことを十分に心得ておく必要がある.

したがって,退院支援を行う場合,看護師は患者のもつ退院への不安を十分理解した上で,患者の退院への意思を育むことから慎重にスタートする.

しかし,そうだからといって,看護師は患者に対し「退院」の提案をすることにひたすら消極的であればよいのかといえばそうともいえない.患者との間に十分な信頼関係があれば,患者の秘められた退院への希望を看護師が言語化し,患者に投げかけてみることも,時に有

効な場合がある．患者自身の中にある退院への不安が，患者に「退院」を躊躇させている場合，信頼関係のある看護師からの退院の投げかけが，患者の決意を促すこともある（事例3 p.43 参照）．長年の入院の後に退院に至った患者から，「あの時，○○（看護師）さんが『退院する気はない？』と聞いてくれなかったら，俺は今でも入院していただろう．俺が退院できたのは，○○さんのおかげだよ」などの言葉を聞くことがあるが，こうした言葉は，患者からのなによりのフィードバックである．

したがって，看護師はまず第一に，日頃の看護を通して患者との信頼関係の形成に努め，そうした信頼関係を基盤に，退院不安を含む患者の精神状態を総合的に査定しながら，援助計画を立て，それぞれの患者に応じたアプローチの仕方で，患者の退院への意思を育むことが大切である．

一方で，退院希望を自分から積極的に言ってくる患者もいる．退院への意思は確かだが，看護師の査定では，患者が考える退院後の生活のイメージがいかにも非現実的で，そのまま退院すればすぐに再入院してしまうことが容易に予想できる患者もいる．患者の意思が常に尊重されなければならないことはいうまでもないが，退院計画を立てる中で，患者の現実検討力を向上させ，安定した退院へと導くための援助もまた，看護師には求められている（事例2 p.40 参照）．

② 病棟の中に患者の退院の意思を育む環境を整える

その病棟において，すでに長期入院者への退院支援が活発に行われている場合には，患者は，他の患者が退院していくのを目にしたり，退院した患者が元気に過ごしている様子を外来などで見かけたりすることで，「自分も退院できるのではないか」という希望をもつことがある．すでに退院した他の患者の姿や言葉のほうが，なによりも患者の退院への意思を育む大きなきっかけとなる場合が多い．

看護師は病棟を開放的なものとすることを心がけ，退院患者を病棟に招き話をしてもらうなどのグループや場を設定し，入院患者が退院した患者と接する機会を積極的に提供するようにする．

また，SST（生活技能訓練），心理教育などのメニューを盛り込んだ退院準備のグループをつくり，退院へ向かう仲間がいることを保証する中で，退院への意思を無理せず徐々に育んでいくことも有効である（事例1 p.36，事例2 参照）．その際，退院を遠い目標として，まずは退院の意思をゆるやかに育むことを目的にしたグループから，退院を目前に控え実際的な退院準備を目的としたグループまで，多様な段階のグループを準備し，それぞれ適したグループに患者を導入するなどの工夫も必要である．

③ 退院不安を予測し，精神状態をきめ細やかに観察する

「退院」という言葉を明らかに使う場合であっても，使わない場合であっても，患者に対し退院へ向けた働きかけが開始されたならば，患者の反応を普段以上にきめ細やかに観察することが大切である．

患者の退院への意思の強さ，退院不安の度合いや精神的動揺を査定し，精神状態の悪化の予測を立て，その場合の対処方法などについてあらかじめ検討しておく．

その上で援助の経過に沿って，患者の精神状態の変化をきめ細やかに観察し，精神状態の

悪化を早め早めに把握するようにする．経過に伴い，もし精神状態の悪化がみられた場合には決して無理をせず，休息を促したり，患者の不安を軽減するように気持ちを聞いたりして，それ以上の悪化を防ぐように関わる．医師との連携も密にし，処方調整のための情報提供などを行う．

④ 患者のペースに合わせ，患者が自信をつけていけるようにする

　退院に至る過程にはさまざまな困難があり，患者によっては精神状態が一時的に悪化することもあり，退院に向かって一進一退を繰り返すこともある．退院支援を行う際には，常に患者のペースに合わせる心構えが重要である．特に長期入院者の場合には，看護師が思う以上に患者のペースがゆっくりであることが多い．看護師の側も時に焦りやあきらめを感じてしまうこともあるが，患者の心理的脆弱性に十分配慮し，患者の不安や揺らぎに付き合っていく心構えが大切である．その上で，退院という目標に向かって患者が自信を失いそうになった時には，具体的に患者のできることを挙げるなどして，患者が自信を回復できるようにする（事例1参照）．このようにして，患者を一貫して心理的に支えていくことが大事である．この役割の多くは受けもち看護師に期待されるが，長期間にわたり1人の人を支持していくことは，大変な心理的なエネルギーを必要とすることである．したがって，次に述べるように受けもち看護師以外の看護スタッフ・医療チームが連携し，一丸となって患者を支えるとともに，受けもち看護師をも心理的に支えることが重要となる．看護師長・主任による受けもち看護師の心理的な支援も望まれるであろう．さらに，もしその病院にCNS（クリニカル・ナース・スペシャリスト）制度やコンサルテーション制度があればそれらを活用し，受けもち看護師や医療チームのコンサルテーションを導入することも有効であろう．

⑤ チーム全体で強力なサポートを提供し，退院不安を乗り越えていけるようにする

　患者自らの退院へ向けた意思が明確に確認でき，本格的な退院支援が開始されたならば，患者のセルフケア能力や症状コントロール技術などの査定を行い，援助の焦点を定めて，受けもち看護師を軸に強力なサポート体制を整えていく（その際の「退院計画票」の一例を図2-4に示す）．上にも述べたように，受けもち看護師と患者との信頼関係は退院支援の要となるといっても過言ではないが，同時に他職種とも連携し，デイケアなど他のスタッフの応援も頼み，医療チーム全体で患者を支えるようにする．このようにして患者の支援のネットワークを広げ，患者が多くのサポートを得られていることを実感できるようにする．医療チームの連携が有効に働くようにするためにはケース・カンファレンスを定期的に開き，情報の共有を行うとともに，それぞれの役割を明確化しておくことが大切である．また，いよいよ退院の話が具体的な段階に進んだならば，訪問看護師，保健師，デイケアスタッフ，作業所職員など，地域で患者の支援にあたる人々をも含んだカンファレンスを開き，病院・地域間の支援の連携がスムーズに行われるようにする．必要に応じ，カンファレンスへの患者や家族の参加も促し，患者や家族のニーズや心配事が具体的に把握できるようにする．このようにして，患者を取り巻くチーム全体で患者を支えることで，患者が退院不安を乗り越えていけるようにする．

　また退院へ向かう支援を行いながらも，退院をした後も，病院スタッフは常に困った時は相談にのること，またどのような場合でも，病院は常に帰る場所としてあることを何度も伝

退院計画票

平成　年　月　日

病棟：＿＿＿＿＿＿＿＿＿＿＿＿＿＿

患者氏名：＿＿＿＿＿＿＿＿＿＿＿　　　　　　　担当看護師：＿＿＿＿＿＿＿＿＿＿＿

Ⅰ．セルフケアのアセスメント

セルフケア項目	評価	コメント
食事		
排泄		
個人衛生		
活動と休息		
対人関係		
安全を保つ能力		
服薬自己管理能力		
症状コントロール能力		
危機対処能力		

○：自立　△：支援者の援助(または指導)があればできる　×：相当の指導が必要，またはできない

Ⅱ．精神状態のアセスメント

〔現在の精神症状・現実検討力など〕

Ⅲ．退院の意思と退院不安のアセスメント

退院の意思		
退院不安		

○：強い　△：中程度　×：弱い

Ⅳ．家族状況のアセスメント

家族の状況（退院に対する意向，支援の可能性，キーパーソンの有無など）

V. 予定退院先

住居の確保の見通し（自宅・単身アパート・グループホームなど）

VI. 退院後に必要とされる支援・社会資源など

訪問看護・デイケア・作業所・地域支援センター・ホームヘルプなど

VII. 退院計画

退院の予定時期	年　月	（コメント）
援助の焦点	年　月	（コメント）

援助計画（具体策）

チームの役割
　医師：
　担当看護師：
　PSW：
　OT：

図2-4　退院計画票

え，患者が「見捨てられ感」を抱くことのないようにすることも大切である（事例1参照）．

⑥ 退院後の生活の準備をともに行う

　退院という目標が患者と共有されたならば，いつ頃に退院するのかについておおよそのめど（1年後，1年半後など）を立て，退院までの予定表を患者とともに作成する（図2-5）．その中で，地域生活に必要とされる生活技術のトレーニングなど，退院までに準備する事柄を患者と相談しながら段階を追って決め，看護師や他の医療スタッフがどのような援助を提供していくのかも具体的に示していく．さらに，生活技術のトレーニングが開始されたならば，それぞれの時期に必要とされる患者の目標を，患者と相談しながら，具体的に決めていく（図2-6）．

　退院までに必要とされる準備には以下のようなものがある．

a. 生活技術のトレーニング

　地域生活に必要とされる生活技術のトレーニングには，以下のような項目がある．いずれの生活技術においても100％を期待するのではなく，患者に無理のない範囲で目標を設定し，必要な場合は，訪問看護，ホームヘルプ，デイケアでのフォローなど，他の資源を組み込むことを考慮する．また指導の仕方は，先にも述べたように患者のペースに合わせ，患者の自尊心に配慮した方法であること，そして，できたことや進歩を認め評価していく態度が基本

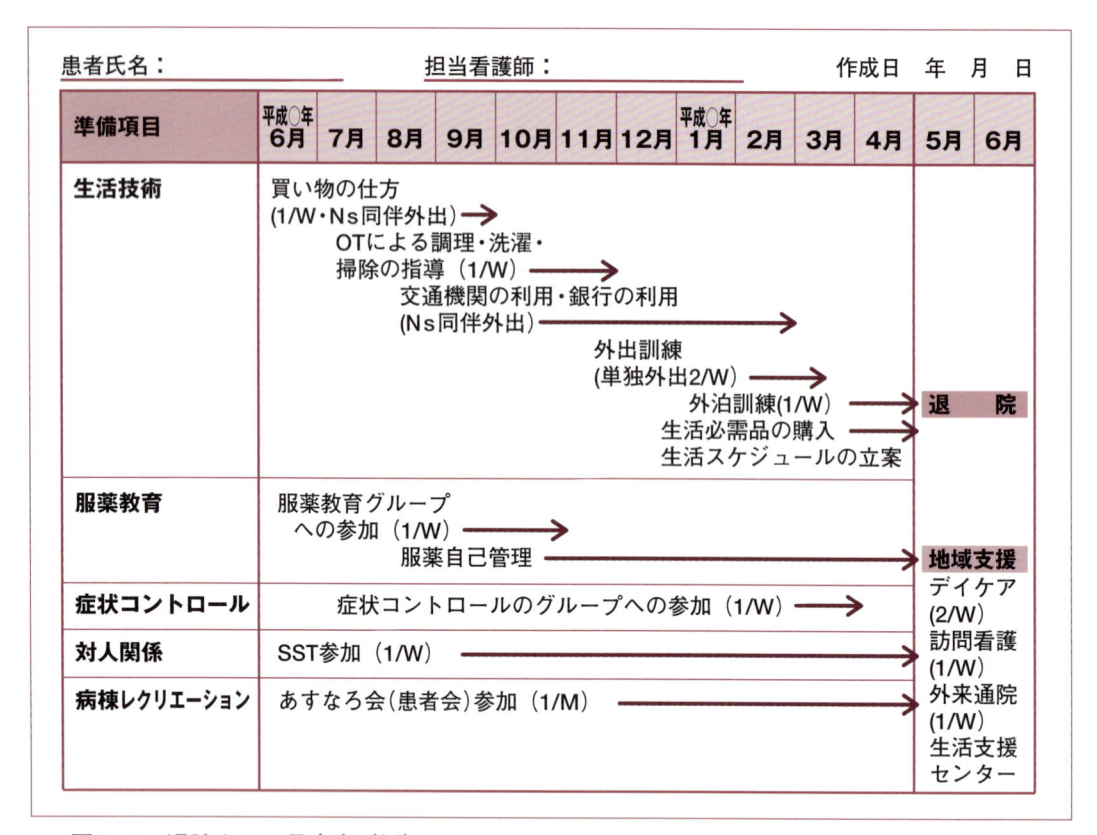

準備項目	平成○年 6月	7月	8月	9月	10月	11月	12月	平成○年 1月	2月	3月	4月	5月	6月
生活技術	買い物の仕方 (1/W・Ns同伴外出)→ 　　OTによる調理・洗濯・掃除の指導 (1/W) ──→ 　　　交通機関の利用・銀行の利用 (Ns同伴外出) ────→ 　　　　外出訓練 (単独外出2/W) ──→ 　　　　　外泊訓練(1/W) ─→ 　　　　　生活必需品の購入 ─→ 　　　　　生活スケジュールの立案											退　院	
服薬教育	服薬教育グループ への参加 (1/W) ──→ 　　服薬自己管理 ──────────────→											地域支援 デイケア (2/W) 訪問看護 (1/W) 外来通院 (1/W) 生活支援 センター	
症状コントロール	症状コントロールのグループへの参加 (1/W) ─→												
対人関係	SST参加 (1/W) ──────────────→												
病棟レクリエーション	あすなろ会(患者会)参加 (1/M) ──────→												

図2-5　退院までの予定表（例）

となる．生活技術のチェックリストをつくるなど，患者に応じた工夫も必要である（事例1参照）．

　食事：調理指導を行うこともあるが，必ずしも自炊にこだわらず，コンビニ弁当やレトルト食品，外食などを活用し，まず食事が自立してできることを目標とする．スーパーの場所や買い物の仕方，電子レンジの使い方などの指導が必要であれば，一緒に行ってみる．必要に応じて，配食サービスの導入なども考慮する．

　洗濯：洗濯機の使い方，コインランドリーの使い方や場所などの指導．衣類を干す，畳むなどの指導が必要であれば行う．どのくらいの頻度（週に1回など）で洗濯をしたらよいかも一緒に考えておくとよい．最初は難しければ，デイケア来所時に行うなど，対処策を考えておく．

　掃除：外泊訓練がはじまったら，一緒に行いながら，部屋・風呂・トイレ・キッチンなど，場所に応じた掃除の仕方などを指導していく．掃除機の使い方の指導が必要であれば行う．掃除の頻度（週に1回など）などを患者の無理のない範囲で決め，紙に書いておくのもよい．

　入浴：風呂つきの住居であれば，風呂の沸かし方など具体的に必要な指導を行う．銭湯を利用する場合であれば，事前に場所を調べ，そこまで一緒に行ってみる．銭湯に抵抗がある場合などは，一時的にデイケアでシャワーを提供するなど，臨機応変な対応が必要である．

　ゴミ出し：市町村によってルールが違うので，退院する地区のゴミの出し方を調べ，説明

```
○○さんの目標

①アパート生活のイメージをつくる．
②食事をつくってみる．
③スーパーマーケットで買い物をすることができる．
④時間を上手に使える．
⑤困った時に病棟に連絡ができ，上手に相談できる（電話の使い方）．
⑥服薬を忘れない．

                 平成　年　月　日
                    署名　担当看護師：＿＿＿＿＿＿＿＿
                          患者氏名：＿＿＿＿＿＿＿＿
```

（鈴木隆子，木内裕子：長期入院患者の退院・自立へ向けた援助と訪問看護．訪問看護と介護，7(1)：32, 2002より）

図2-6　退院目標（例）

しながら一緒に行ってみる．カレンダーに，燃えるゴミ，不燃物など，それぞれの回収日を書いておくのもよい．

　金銭管理：銀行・キャッシュカードの利用の仕方，公共料金の振り込みの方法など，一緒に行いながら指導する．小遣い帳の記入なども，必要に応じて具体的に指導する．

　交通機関の利用：外来通院，デイケア通所，作業所通所などのための交通機関の利用について，患者の必要に応じ具体的に指導する．

　安全（火の元・家の戸締りなど）：火の元の管理や家の戸締りなど，必要に応じて指導する．また，新聞の勧誘やセールスへの対応などについての指導が必要な場合もある．

　生活必需品の購入：どのような生活がしたいのか患者の意向を確かめながら，必要な生活用品をリストアップし，いよいよ退院が近づいてきたら，一緒に買い物に行くなどして，生活用品を整えていく．

　生活スケジュールの立案：退院後の1日の過ごし方や1週間の生活スケジュールについて，他の医療チームとも相談しながら，患者との話し合いのもとに，おおよそのことを決めておく（図2-7）．デイケア，外来，作業所，地域生活支援センターなど，患者を地域で支援する体制を考慮しながら，生活スケジュールを決めていくことになる．間がもたないことによる不安を防ぐうえで，余暇をどのように過ごすのかについても話し合っておくほうがよい．

　このほか，実際に生活してみると思わぬ問題が発生することもある．病棟や外来での電話相談など，場合に応じて患者が気軽に助けを求められるような支援体制を整え，その方法についても確認しておく．

	月	火	水	木	金	土	日
午前	デイケア	洗濯	デイケア	外来診察日	支援センター	休息	休息
午後	休息	訪問看護	休息	掃除	昼食会	休息	休息

図2-7　退院後の週間スケジュール

b. 服薬教育・症状コントロール・危機時の対処

　心理教育などを導入し，服薬の必要性を理解し，自己管理ができるよう指導していく．必要に応じ服薬チェック表などを活用する．また，不安時や不眠時の頓用薬の用い方などについて，患者の個別性に応じて具体的に確認していく．また，自分の症状悪化のサインを認識し，それを人に伝えられるようにするとともに，症状悪化時の対処方法を具体的に身につけておけるよう指導する．さらに，不安やイライラなど精神状態が悪化した時や，身体の具合が悪い時など，困った時に自ら援助を求めることができるよう，援助機関の名称やその電話番号などの確認を行う．

c. 住居の確保と外出・外泊訓練

　退院のための生活技術のトレーニングと同時並行して，退院後の住居の確保が精神保健福祉士（PSW）を通して行われる．いざ，退院後の住居が確定したならば，外出・外泊訓練が実施される．はじめは同伴で出かけ，部屋の使い方や，近くの地理などについて一緒に確認していく．次第に，患者が慣れてきたら単独外出を繰り返し，そのつど，振り返りを看護師と行うようにして，患者が自信をつけていけるようにする．

　患者がある程度自信をもてたことが確認できたならば，外泊訓練を実施する．外泊訓練は，長期に入院した患者にとって非常な緊張と不安を伴うものである．これまでのトレーニングの成果を共有しながら，患者を心理的に支持することが大切となる．

⑦ 家族の不安を受け止め，理解を促す

　退院支援にあたっては，家族との調整も重要である．ことに単身アパート，グループホームなどの住居の確保のためには，家族の同意が必要である．長期に入院した患者の家族の場合，患者の退院に対して家族も不安を示すことが多い．家族自身の病気に対する理解不足，患者の入院に際して味わった苦痛な体験，周囲の無理解と世間体，経済的な問題，家族の世代交代など，その理由はさまざまある．看護師としては，家族の不安を受け止めつつ，現在の患者の状態について説明するとともに，訪問看護・外来・デイケア・作業所での支援や再発時の入院受け入れなど，退院後の生活における病院・地域でのサポート体制について具

体的に説明し，家族の理解を得ていくように努める．またPSWを通して，人的・物的・制度的な社会資源の活用方法などについても説明し，経済的な保障も確保できるようにする．家族に説明を行う際には，医師，看護師，PSW，作業療法士（OT）など医療チームの多様な職種を交え，それぞれの役割を示すことで，多くの職種による病院の継続的な支援を保証する．

また普段から，病院の中に家族会や家族教室などを設け，家族が精神障害や患者への対応について学びつつ，家族同士での気持ちの分かち合いや相談ができる場を提供し，医療者に対しても気軽に相談できるような機会を準備しておくことも大切である．

⑧ 退院後のフォロー体制を整え，地域支援ネットワークを構築する

患者が退院へ向かう最終局面では，訪問看護の導入など，退院後のフォロー体制を整えることが大切である．訪問看護が導入される場合には，病棟から訪問看護師への申し送りをし，訪問看護を行う上での焦点や具体的な生活支援の方法などについて，訪問看護師が計画を立案しやすいようにする．退院後は外来でのフォローも大切となる．外来看護師にも同様に申し送りをし，外来場面でも患者への支援が継続して行われるように配慮する．

退院直後は患者の不安も高く，特に調子を崩しやすい時期である．長期入院者の場合，入院中から関係性をもっている病棟看護師による訪問が患者に安心感を提供し，患者の地域生活における初期の安定を保つのに効果的であることが多いようである（事例1参照）．病棟での受けもち看護師から訪問看護師にバトンタッチされる場合には，退院前に訪問看護師が患者と面接する場面を設け，訪問看護師が患者との関係を入院中から築きはじめることができるようにする．

また，診療報酬上でも保証されている**退院前訪問指導**の制度を活用し，患者の家や社会復帰施設，通所予定の作業所などに退院前に訪問し，家族関係の調整を図ったり，患者や家族，社会復帰施設職員などに，療養上の注意点や生活上の注意点などについて助言することも有効である．

退院の間近には，同じく診療報酬で保証されている**退院指導**を行う．医師，看護師，OT，PSWなどが共同して計画を立て，退院後の治療計画，療養上の留意点，必要となる社会資源などについて，文書を用いて説明を行う．退院後の治療計画では，病院側の医師・看護師・OT・デイケアスタッフ・PSW・訪問看護師などの連携と役割分担を明確にするとともに，保健師・地域生活支援センターPSW・作業所職員など地域における支援者との連携や役割分担をも明確にしておくことが重要である．

今後は，市町村保健センターや地域生活支援センターなどとの連携をとり，退院時点で患者のケアマネジメントを導入し，必要な援助を査定し，地域におけるケアネットワークを退院前から確実に構築していくことが望まれる．

⑨ 開かれた病院づくり

さらに，病院側としては，休息入院が円滑にできるような体制をつくるとともに，地域に開かれた病院づくりを目指し，病院医療者と地域支援者が相互に顔がみえる協力体制を構築していくことが，精神障害者の地域生活の維持にとって欠くことができないであろう．

● **参考文献**
1) 浅井邦彦：精神科医療はどう変わるのか？急性期・慢性期問題をめぐって．日精協会誌，17(12)：25〜28，1998．
2) 松坂真妃子：家族に安心感を保証する素材をチームでつくろう，「できない」から「できる」への転換．精神科看護，31（1）：18〜24，2004．
3) 公文一二，中川政子，吉川元子：グループでの支え合いが退院に結実．精神科看護，31(1)：25〜30，2004．
4) 鈴木隆子，木内裕子：長期入院患者の退院・自立へ向けた援助と訪問看護．訪問看護と介護，7(1)：30〜35，2002．
5) 田中美恵子：自己決定の尊重．平成15年版 看護白書，日本看護協会編，pp.52〜66，日本看護協会出版会，2003．
6) 田中美恵子，佐藤幸子：慢性場面の看護．やさしく学ぶ看護学シリーズ 精神看護学，pp.198〜217，日総研出版，2001．
7) 田中美恵子，萱間真美：精神分裂病患者の社会復帰を促す看護実践の構造．臨床看護研究の進歩，7：145〜154，1995．

2) 援助の実際

　長期入院中の精神障害者に対する退院促進にあたっては，何十年という入院生活を送り，典型的なホスピタリズムに陥っている人たちに退院の働きかけを行う中で，途中さまざまな困難に当たることもある．しかし，年単位で地道な働きかけを続けることにより，患者・看護スタッフともに意識の変化を体験し，多数の長期入院患者の退院を実現することができることもある．

　ここでは退院促進の働きかけを行い，退院に至った事例について報告し，その援助のポイントをまとめることとする．これらの事例では，退院に至り地域生活を継続する上で，訪問看護が重要な役割を果たしたので，訪問看護の経過についても付記することとする．

　なお，以下の事例は，プライバシーの保護のために，事例の主旨を損なわない程度に修正を加えてある．

事例1　患者のペースに合わせた退院支援で26年間の入院生活から退院に至った事例

事例の概略：Aさん，男性，60歳代．診断名は統合失調症．中学卒業の頃，幻覚妄想様の症状がみられたようであるがはっきりわかっていない．大学卒業後，恋愛問題を契機に初回入院となる．約2年で退院となるが，1年後に再燃し，テレパシー体験や思考伝播などを訴えて再入院となった．その後約26年間の入院生活を経て退院となり，地域での生活も3年目を迎えた．

経　　過：症状は継続して存在したが徐々に落ち着き，入院から15年ほど経過した頃には院内作業に参加したり趣味の読書や音楽を1人で楽しむといった生活ができるようになっていた．他患者とは交流が盛んというほどではないが，ある程度親しい患

者が数名いた．セルフケアもほとんど自立していたので退院の話をしてみたが，Aさんは不安になり，足を引きずるといった身体症状が出現した．本人は「仕事もできない精神障害者であるから退院など無理，一人暮らしなどできない」と話していた．しかし，それから6年の月日をかけて多少の後退もあったが，少しずつ，ストレスの少ないプログラムから参加できるように関わり，リハビリテーションのステップを踏んでいった．リハビリテーション開始から4年ほど経ったとき，病院近くにグループホームができ，本人が退院したいと表明できたことをきっかけに，本格的なリハビリテーションプログラムを開始し，多くの準備を重ねて退院となった．

援助の実際：退院することに不安が高く，強く抵抗のあったAさんに退院準備を進めていくために，初めはストレスの少ない退院準備の前段階の心理教育グループに導入し，気長にAさんの退院の意欲を引き出すことにした．Aさんは真面目にグループに参加したが，主治医，担当PSW，担当OT，病棟看護師（以下，治療チームとする）の期待とは裏腹に，目標に「退院」の言葉が出ることはないまま月日が経過した．何人かの看護師は変わらないAさんの態度に無力感を抱き，あきらめかけたこともあったが，看護スタッフ全体で話し合い，「それでもあきらめないこと」「目標のレベルを下げること」を決めて経過を見守った．このようにして4年ほど経った頃，Aさんが参加する心理教育グループに届けられた，同じ病棟からグループホームに退院した元患者からのメッセージを聞いたことがきっかけとなったのか，Aさんから「退院できたら……」という言葉を聞くことができた．

そこで次の段階にステップアップして，より退院の準備段階が進んでいる人のグループに導入した．その後約2年間をかけて準備を重ねた．この間に，単身生活のための日常生活技術の評価とトレーニング，受けもち看護師制の導入，退院後の生活を踏まえたデイケアの導入，グループホームでの宿泊訓練，サポート体制の確認，退院後の訪問看護の導入など，順次，準備を重ねていった．Aさんは精力的に退院準備のためのスケジュールをこなしていったが，疲れや不安などから体調を崩したこともあった．その時期には薬物調整による症状の鎮静化を図り，さまざまな活動は休止して，まずは十分な休息を取り回復を図った．このようなことが数回あり，後退を余儀なくされたこともあった．しかし，Aさんを取り巻くサポートシステムである治療チーム（この時はさらに担当デイケアスタッフが加わっていた）に支えられて，「退院」という目標は変わらず掲げ続けることができた．

受けもち看護師（退院後は受けもち看護師が訪問看護師となり訪問を実施した）が気をつけたことは，Aさんのプライドの高さを理解し，プライドを傷つけない指導や指摘の仕方をすることであった．普段は穏やかなAさんであるが，ちょっとした看護師の指示的，批判的な言葉づかいに怒ることがあった．そこで，受けもち看護師は自分の意見やアドバイスを押しつけないようにして，あくまでも受けもち看護師の考えや気持ちとして話し，Aさんに「どう思う？」と尋ね，Aさ

んの意思を確認しながら，その自己決定を尊重する姿勢で援助していった．そのような姿勢で臨むことで，Aさんは自らの意思で対処を決めることができ，一方で受けもち看護師のアドバイスを受け入れることもできた．またAさんの心理的脆弱性を考慮して，何事もゆっくりとしたペースで進めるようにした．Aさんが自信を失いかけた時や，不安と緊張が強くなった時には，今までのトレーニングで獲得できた技術をそのつどフィードバックして，自信をもち続けられるように根気強く関わっていった．

> **コラム　患者同士のモデルの存在**
>
> 　Aさんが26年の入院生活から退院し地域で生活を続けられているのは，Aさんに，退院して元気に生活している同じ病棟の入院患者であったDさんというモデルがいたからと，訪問看護師は考えている．
>
> 　Dさんは退院後，Aさんの入院していた病棟に顔を出したり，リハビリテーショングループで退院生活の体験談を披露してくれたり，退院した仲間の面倒をよくみて，ともに地域で生活することを支えている人である．DさんはAさんに「俺たちはこんなに大事にしてもらわなかったよ．Aさんは至れり尽せりだよ」と話している．Aさんにとっても，これは実感としてあるようで「何も知らない自分をこれだけ支えてくれた人がいたから退院できた」と話している．

　元患者で退院して地域での生活を続けているモデルとなる人の存在や，病棟でAさんを受け入れてくれる患者，信頼できる治療チームをはじめさまざまな病院スタッフが存在していることが，Aさんにとって自分の生活を見守ってくれている人がいるという安心感につながり，退院に至り地域での生活が継続できている要因になっていると思われる．

援助のポイント：退院促進のポイントとしては，まず第一になにごともAさんのペースに合わせたことが挙げられる．これは看護師の考えるペースと実際にはかなりの隔たりがあった．看護師は焦りやあきらめの気持ちをもつこともありバーンアウトしてしまいそうになりながらも，Aさんの準備状況に合わせた段階的な目標設定をしていった．

　第二に，さまざまなサポートシステムを活用して，退院後のAさんを支えていくことができるように入院中から協力して体制を整えておくことが重要なポイントとして挙げられる．退院後も多くの人が支えてくれることを実感できたことが，Aさんが不安を乗り越え退院へと進めた大きな要因であったと思われる．

　第三に，Aさんの自己決定を尊重し，セルフケアをAさん自身が遂行できるように関わることも重要な援助のポイントとして挙げられる．Aさんの自立心を鼓舞し，具体的なセルフケアをトレーニングすることで，地域での自立した生活が可能になったと思われる．

訪問での経過： Aさんは退院後の3年間，退院直後の年末年始に1回と退院時に約束していた1年後の休息入院以外には再入院していない．

退院後1年ほどは一人暮らしの生活技術が低く，訪問看護師と一緒に1つひとつ生活に必要な事柄を行っていった．まずは，食事に関すること（買い物，料理，メニューの作成，後片づけなど）を中心に実施し，電波体験によって使えないという電化製品をうまく使えるように援助し，さらに銀行での現金の引き出しや振り込みの仕方などを指導した．入院中から作成しておいた「退院後の生活技術チェックリスト」が大変役にたった（図2-8）．

次の1年ほどは，生活技術が向上し行動範囲も拡大したので，症状コントロール，生活のリズムを整えること，服薬管理などを主体とした援助を行った．調子

日付	/	/	/	/	/	/	/
1. 食事の調達ができる							
（1）近くのマーケットでの買物							
（2）コンビニの利用の仕方							
（3）レトルト食品の使い方							
（4）保存食の使い方							
（5）電子レンジの使い方							
2. 部屋の清潔が保てる							
（1）掃除機の使い方							
（2）風呂の掃除							
（3）トイレの掃除							
（4）キッチンの整理							
（5）生ゴミ，燃えないゴミの処理							
（6）洗濯機の使い方							
3. 金銭の使い方							
（1）銀行での出金の仕方							
（2）銀行のカードの使い方							
（3）公共料金の払い込み							
（4）生活費の上手な使い方，小遣い帳の記入							
4. 症状の管理							
（1）眠れない時はどうするか							
（2）薬の飲み忘れはどう対処するか							
（3）不安が強くなった時はどう対処するか							
5. 生活上，困った時はどうするか							

備考　1週間1回査定　　　（1）できる自信がついた　〇
（本人と話し合う）　　（2）ちょっと不安　△
　　　　　　　　　　　（3）できない　×

（鈴木隆子，木内裕子：長期入院患者の退院自立へ向けた援助と訪問看護．訪問看護と介護，7(1)：34，2002より）

図2-8　退院後の生活技術チェックリスト

が悪い時には，はっきりとその行動や症状を指摘した．Aさんは薬物による調整は好まない人であったので，訪問看護師の指摘によって自ら行動をコントロールするよう心がけた．その結果，薬物調整をしないで調子を整えることができた．また，Aさんは就寝時間が早いため起床時間が未明となっており，起床後，グループホームの前で体操をするのが日課となっていた．就寝と起床のリズムは尊重しつつ，体操時の状況を把握し，時間帯が未明であるので周囲の人に迷惑をかけていないことや怪しまれないように行動していることを確認した．

　　その後，一人暮らしにもゆとりが生まれ，生活スケジュールも難なくこなせるようになって，Aさんは趣味の音楽や読書，散歩，絵を描くことなどをさらに楽しめるようになった．この時期は人との付き合いにおける身だしなみとして，保清に取り組めるように関わった．そのうちに，デイケアをやめたいと言いはじめた．その理由は「メンバーが若い人ばかりで自分とは合わない」というものだった．事実そのような傾向があったので，話し合いの結果デイケアは退所となった．デイケアの時間は趣味の活動に置き換えられた．元々Aさんは毎朝病棟に顔を出し，病棟スタッフや病棟の患者に挨拶と雑談をしていくという生活パターンだったので，サポート体制としては外来作業療法と訪問看護と病棟で継続していくことになった．訪問看護師は病棟所属でもあったので，Aさんが来棟すると必ず声をかけ，「いつも見ているよ」というメッセージを伝えるようにしている．時に業務が忙しく，勤務していてもすぐに会えなかった時，Aさんは大きな声で「（訪問看護師の）Sさんは会いたくないのかなあ」と訪問看護師に聞こえるように言ったりして，訪問看護師をとても頼りにしていることが感じられる．

事例2　症状コントロールを通した支援とサポート体制の構築により退院へと至った事例

事例の概略：Bさん，40歳代，男性．診断名は非定型精神病．18歳の時交通事故に遭い，脳波の異常を指摘されたことがある．大学を中退した頃に，躁状態，誇大妄想，暴力，多弁多動などで初回入院．以後短期の入院を繰り返している．今回は，退院後1年ほどで服薬自己調整，宗教活動などから症状再燃し入院となり，入院期間は約8年に及んだ．

経　　過：入院後は錯乱状態であり，症状の鎮静化が難しく，退行も強く，拘束による行動制限が長期化した．その後症状が治まり，安定していた時，次のステップとしてチャレンジのつもりで治療チームはBさんを開放病棟に転棟させた．しばらく調子が悪かったが，新しい病棟の環境にも慣れてくると，Bさんは退院後の生活について「自宅に早く退院したい」「今後は小中学生の塾の講師をするしかない」と自分の希望をあれこれと述べるようになった．しかし，担当PSWは，「Bさんの希望のままでは，同じことの繰り返しになるのでじっくり考えていこう」と考え，そのことを母親と本人との三者面接で繰り返し話していた（担当PSWは家族との関係調整を主に担当していた）．そうするうちにグループホームの空室予

定が立ち，これをきっかけに単身生活を目指すことになった．準備を進めていく過程で，現実の生活設計をしていこうとすると，Bさんは現実との折り合いをつけられず，自分の希望や要求を通そうとすることが続いた．たとえば，「生活保護ではなく家庭教師をして生計を立てる」「グループホームではなくてアパートで一人暮らしをする」「必要最低限の家財道具ではなくゴージャスな部屋にしたい」などというものであった．実際に空室となった部屋をBさんが見学に行ったが，自分の好みではないとその部屋への退院を拒否したこともあった．治療チームはBさんの現実検討力がより発揮されるように，何度も話し合いをもち説得した．

援助の実際：退院が目標として明確になってから，受けもち看護師が担当として関わるようになった．受けもち看護師は，病棟や作業療法室で行われている退院促進のための各種のプログラムを少しずつBさんに勧め，参加を実現していった．ストレスの少ない，レクリエーションが主体のグループ活動から，服薬自己管理の実施へと進み，さらに，病気の理解・症状コントロール・セルフケア向上を目的とした心理教育グループを導入した．また，悪化のサインの1つに不眠があり，不眠によってイライラが強くなるため，不眠を感じた時にイライラ度を症状スケールとし

症状スケール

作成日　年　月　日

よわい　　　　　　　　　ふつう　　　　　　　　　つよい
0　　20　　40　　60　　80　　100％

〔あなたの症状〕　　　　　　　　　　　　　　　　　　　AM・**PM**10:00

イライラ　　　　　　　　　　　　　　　　　　　　　　AM・**PM**10:30

ソワソワ
太ももをたたき
たくなる　　　　　　　　　　　　　　　　　　　　　AM・**PM**11:00
叫びたくなる
足ぶみ　　　　　　　　　　　　　　　　　　　　　　AM・PM　：

＊＊＊一緒に考えたこと＊＊＊

消灯後に眠れない時，イライラが起こる．
①ベンザリンを飲んだ後，まだ効かないなと思うと，イライラは50％になる．
②ベンザリンを飲んで30分しても眠れない時に，イライラは70％になる．
③ダルメートを飲むと，イライラは70％だが，眠れることが多い．

辛かったことについて，話し合ってみよう→その日の担当ナースに相談

受けもち看護師サイン＿＿＿＿＿＿＿＿＿＿

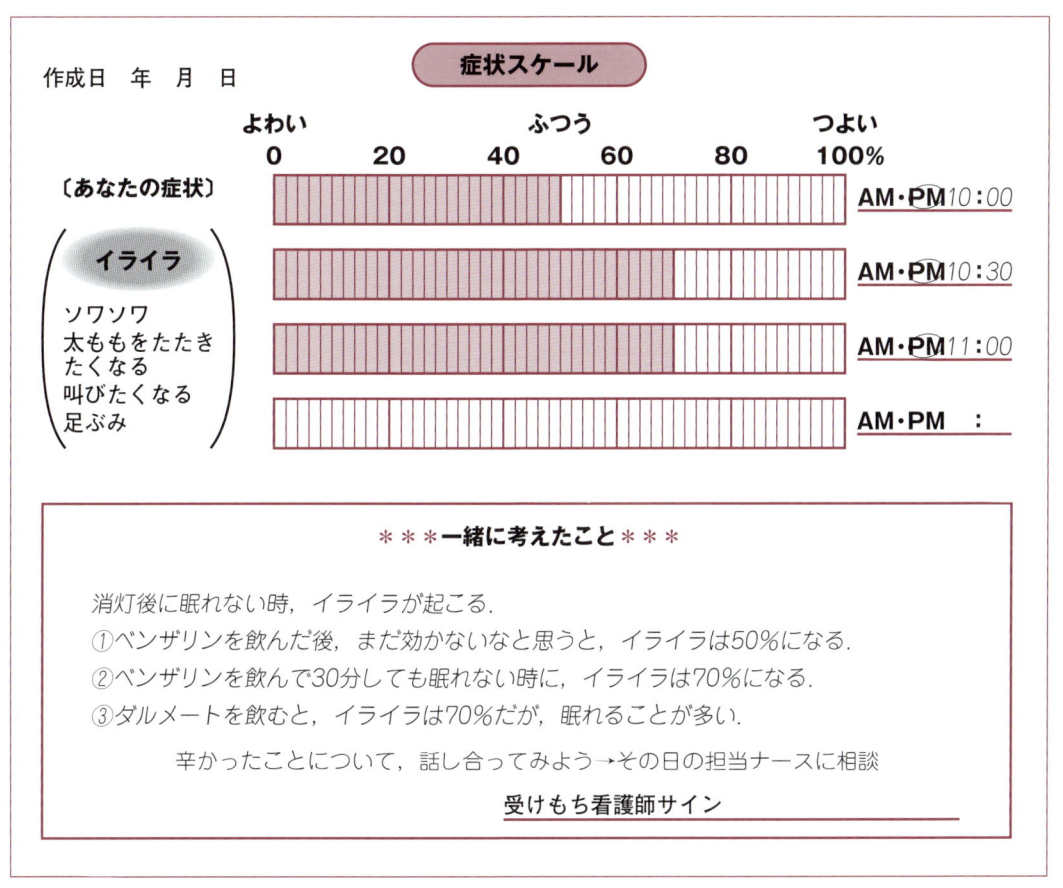

図2-9　症状評価表

てパーセントでチェックするようにした（図2-9）．パーセントに応じて対処の仕方を受けもち看護師とBさんとであらかじめ相談して決めておき，不眠によるイライラが起こった時に実際にその対処方法を実施してみた．さらに受けもち看護師は，定期的にBさんと面接をし，日常生活の困りごとや症状コントロールについて相談をし，Bさんがセルフケア能力をよりよく発揮できるように振り返りを行った．このような看護を行って2年ほどして，ようやくBさんも現実的な退院案に妥協することができ退院が実現した．

　退院にあたって，治療チームでの役割分担を改めて明確にした．退院前から準備を進めてきた受けもち看護師が退院後も訪問看護をすることになり，Bさんの生活スキルの向上，悩みごとの相談，金銭管理への援助を主に受けもつことになった．主治医は薬物調整を行いながら，Bさんに支持的に関わることになった．担当PSWは要求が高じやすいBさんの重石役として現実的に関わることになった．その後，デイケアに参加することになり，Bさんのサポート体制が強化された．また，定期的に治療チームのミーティングを行うことにした．

　退院から1年半後，訪問看護師が退職することになり，それをきっかけに訪問看護も終了したが，Bさんは今でもよく病棟に顔を出しており，困った時には夜間に病棟に電話をかけてきており，継続してサポートが行われている．

援助のポイント：退院促進のポイントとしては，退院のための各種グループプログラムを患者の退院に対する準備状況に合わせて導入し，同時に，患者と個別面接を行い，グループで学習したことをBさん自身がうまく活用できるように関わったことが挙げられる．

　また，Bさんが自分で症状の強さを把握できるよう，症状スケールを工夫し，その強さに応じたコントロール方法を実践できるように働きかけたことも，退院につながる有効な援助であったと思われる．

　こうした援助を通して，受けもち看護師はBさんとの信頼関係を育んでいったが，退院後も受けもち看護師が訪問することとなり，事前に病院でのサポート体制が準備されていたこともあったので，Bさんも安心して退院へ進むことができたと思われる．

訪問での経過：Bさんは退院後しばらく確認行為が頻回で，夜間に病棟へ毎日のように電話をかけてきていた．内容は，「眠れない」「副作用が出た」「どうしたらいいのかわからない」「朝起きられない」といったものであった．夜勤者はそのつどていねいに対応していたが，カンファレンスでBさんに何が起きているのだろうか，看護師によって対応が違う，もっとよい対応はないだろうかという話になった．そこでBさんの電話の内容や訴えと夜勤者の対応を1冊のノートに記録することにし，訪問看護師がそれを見て訪問時に活用するようにした．訪問看護師はBさんには副作用が出ると寝つけず，そうすると朝も起きることができないというパターンがあることを見つけ，それをBさんに話した．確認行為に関しては，回数を減らせるように声を出して確認することを提案した．このようにBさん自身が症

状コントロールと対処ができるように援助した．

　また，自分が他人からどう思われているのかが気になり，他人と自分を比べて落ち込み不安定になることもあった．これに対して以前からアドバイスしていたように，「相手にしかわからないことを想像しないこと」を繰り返して説明した．このような援助でBさんは気持ちを切り換えたり，認識を変化させたりすることができるようになり，気分も楽になっていった．Bさんは「イライラ」した気分などが悪化のサインであったので，入院時から症状コントロールのために「イライラ度」や「緊張度」をパーセントで表現することを行っていた（症状スケールによる自己コントロール）．退院後も，このような援助の後では「緊張」度が70％から30％に変化したことをともに確認した．退院して1年経った頃には，生活も症状も安定して余裕もみられた．人との付き合いでは，新しく変更となった主治医やデイケア通所メンバー，ガールフレンドとの付き合いにおける悩みがあり，訪問看護師に相談してきた．訪問看護師は，主治医とのコミュニケーションについて何をどう伝えるかを指導した．また異性との常識的な付き合い方についても相談にのり，被害的な思い込みに対しては，世の中にはいろいろな人がいるのだから気にしないようにするといった，現実的な対処を提示した．

　このように，入院中から行っていた症状スケールによる自己コントロールを継続することによって，Bさんは自分の状態を把握し，適切な対処によって症状が落ち着くことを自覚できた．援助の後，訪問看護師はどのくらい評価に変化があったかを確認して，楽になれたことを共有した．同時に，Bさんができていることについては必ずフィードバックして，肯定的な自己評価ができるようにサポートした．

　以上のような援助を通して，Bさんは地域での安定した生活を獲得したものと思われる．

事例3　隠された意思を言語化するケアをきっかけに退院に結びついた事例

事例の概要：Cさん，50歳代，男性．診断名は統合失調症．入院前はアルコールの問題があり，幻覚妄想状態で自殺未遂をしたことがあった．今回は服薬中断と被害妄想の増悪で再度自殺企図があり，福祉施設のソーシャルワーカーとともに来院し，入院治療が開始となった．家族とは全く疎遠で，ほとんど交流がない．病院内でも友人はほとんどいない．Cさんは症状が落ち着いてからも退院を嫌がっていた．たまたま看護師長が「1年後の今日，退院だからね」と言ったことがきっかけとなって退院準備が開始となり，約15年の入院が退院に結びついた．

経　　過：入院中Cさんは自分の雑巾とバケツを使って，自主的に病棟の廊下やドアなどを毎朝掃除することが日課になっていた．セルフケアレベルもおおむね高く，退院可能であると考えられていたが，本人にはそのつもりはあまりなかった．しかし，概略でも述べたように，看護師長の一言をきっかけに退院へと結びついた．退院後は，病院デイケアへの通所を嫌がり，入院中と同様に午前中に来棟して掃除を

するという生活様式を半ば強迫的に継続していた．主治医・担当PSW・病棟看護スタッフや，病棟の患者もそうした患者の行動を受け入れていた．しかし，退院直後に利き腕を骨折してしまい，セルフケアが十分にできない状況になった．しばらく休息入院をすることになり，ギプスが取れるまで再び入院した．同じグループホームのメンバーでリーダー的存在のDさん（同じ病棟の元入院患者）がいろいろ心配をしてくれ，身の回りの世話をしてくれた．Cさんは順調に回復し，ギプスが取れて再び退院することができた．退院間近にCさんも了解し，デイケアの通所を開始することとなった．休息入院することによってDさんとの関係を中心にグループホームのメンバーとの関係ができていき，彼らに支えられることで，病棟に掃除に来なくなった．また，退院前から関わっていた病棟看護師が訪問看護を行っていたが，退職することになり，訪問看護も終了することとなった．訪問看護師が退職する時は，病棟に泣きながら花束をもって現れてお別れをした．Cさんはその後病棟に顔を出さなくなって，病棟看護スタッフは再燃していないかと心配したが，症状悪化ではなく，Cさんの本当の「自立」であることがわかった．現在は作業所，デイケア，グループホームでサポートが継続されている．

援助の実際：Cさんは病棟で退院可能者リストに挙がる人であったが，「退院する」という意思表示がなかなかできない状態が長い間続いた．一方で，朝の掃除は次第に強迫的になり，徐々に早朝覚醒がひどくなり，夜明け前から掃除をはじめるようなこともあった．それでも，きちんと退院準備のための心理教育グループやさまざまな活動に参加していた．その中のある活動グループで，作業所の見学ツアーがありCさんもそれに参加した．担当PSWが他の作業所の見学をしてみないかと誘ってみるとCさんも了解し，次はここ，その次はあそこというように話が進み，実際に見学に行ったが，自分の退院とはなかなか結びつかない状態が続いた．しかし，そんなある時，退院の話に煮え切らない態度をみせているように感じた病棟看護師長は，Cさんと世間話をしながら，思い切って「1年後の今日，退院だからね」とCさんに告げてみた．この時を振り返って病棟看護師長は次のように話している．

「Cさんは私に親しい気持ちをもっている感じで，信頼しかつ甘えているようなところがあったのよね．それで私は，この時"大丈夫"という感覚があって，考えるより先に言葉が出たかのように"退院ね"と言ってしまったのよ．」

この勘は病棟看護師長にとっても半信半疑ではあったが，Cさんとの関係から何を話しても大丈夫といった確信のようなものがあったようである．さらに，きっかけを待っていた受けもち看護師も後押しすることになり，その後，退院準備がとんとん拍子に進んでいった．今思えば，Cさんも決断してくれる人が欲しかったのかもしれない．「サラ金の返済のために」という妄想ともいえる強迫的観念から（詳しくは後述）掃除をして，病棟看護師に「掃除をしなくてもよい」と言われながらも，一方で皆からなんとなくきれいになることを期待されて掃除をしているという，こうした呪縛からCさん自身も逃れたかったのではないかと思う．

援助のポイント：退院準備のための活動が順調に進んでいてもなかなか退院が実現しない時，何か看護師が気づかない要因があるのかもしれない．客観的にもう一度検討してみることが必要である．また患者との関係性や関わりの積み重ねから生じる勘，経験から確信できる勘を看護師が信じて実行することも大切なことである．セルフケア看護理論の視点からみると，患者の自己決定の能力を尊重し，患者が自己決定できるように看護師が関わることが大切である．患者の言語化されない思いを看護師が明確にして言語化するというケアは，田中（2001）の述べる「ニードを掘り起こす」という「自律と自己決定を支援する」働きかけであると考える．

　また，AさんBさんと違ってCさんは，入院中にデイケアや作業所通所などサポート体制を固めてから退院へと結びついたわけではなかった．一般的には患者と相談したり，必要性を説明したりして，週間スケジュールを決めてデイケアなどの通所をすすめることも多い．しかし今回はCさんの意思を尊重しつつ"病棟へ毎日掃除にくる"ことでサポートを継続し，その後，サポート体制を広げていき，地域のサポートシステムにつなげていった．このように，タイミングをみて少しずつ導入していくという，相手の意思決定のペースに合わせた導入方法も検討する必要もあるだろう．

　すなわち，このケースでは，入院中の生活パターンを継続しつつ，新しい支援者や活動の場をCさんに無理のないように少しずつ広げていき，その結果，1つひとつCさんも自信をもつことができ，次のステップを踏み出すことができたのではないかと思われる．

訪問での経過：訪問看護師は，自炊をしたいと考えていたCさんに，味噌汁のつくり方や冷凍食品の活用の仕方など，食事の仕方や工夫を指導しながら一緒に料理をした．Cさんは訪問看護師との料理を楽しみにしていた．次第に金銭管理が問題なくできるようになって，外食も利用することができるようになり，逆に自炊はほとんどしなくて済むようになった．地域での生活がはじまった当初は，階下の住人に嫌がらせをされているといった被害妄想や兄や姉が他人とすりかわっているといった妄想，自分の体に機械がいつのまにか埋め込まれていて誰かがスイッチを入れるために痛みがあり眠れない，といった訴えが聞かれた．また，グループホームのメンバーとの付き合い方で悩んでいた．訪問看護師はどのように対処したらよいかを訪問時に指導したり，現実的な対処をその場で行ったりした．しかし，どちらかというと多くの指導よりも訪問看護師が行くことでCさんは安心でき，それ以上症状を悪化させないでいられたようである．退院後しばらくしてCさんは，自分がなぜ病棟の掃除を一生懸命やっているのかについて初めて訪問看護師に話した．それは過去にサラ金に借金をしたことがあり，自分が掃除をすることで借金から免れると思ってやっていたというものであった．この件はすでに解決済みであったので訪問看護師が再度説明するとCさんは安心したが，それでも掃除を続けたいと希望したので，訪問看護師はそれを了解した．退院後1年たって被害妄想から不眠気味となり，体調不良もあって過労気味となったので短期の休息入

院をした．その後，作業所の通所をCさんに勧めてみると，はじめは乗り気ではなかったが，通所することになった．通所してみると正式な所員として工賃がもらえることにCさんは喜び，通所もスムーズに進んだ．

　骨折による入院を終えてから1年半後，訪問看護師の退職に伴い訪問看護を終了したが，生活リズムを崩すこともなく現在も順調に地域での生活を続けている．

● 引用・参考文献
1) 鈴木隆子，木内裕子：長期入院患者の退院・自立へ向けた援助と訪問看護．訪問看護と介護，7(1)：30〜35，2002．
2) 田中美恵子編著：やさしく学ぶ看護学シリーズ　精神看護学．p31，日総研出版，2001．

第3章 外来看護

1) 安心して外来受診ができるための援助

　精神科外来にはさまざまな背景をもった人が受診する．自分の意志で受診する人，自分では病気と思っていないのに家族が困ったり心配したりして連れて来られて受診する人，精神的な問題だけでなく身体的な合併症をもった人などである．

　精神疾患は慢性疾患であるが，病気とうまく付き合いながら，自分の力と他者のサポートを得て病状の安定を図り，その人なりの生活を維持していくことができる．そのためには，通院と服薬による医療の継続が必要である．また，身の回りに何でも相談できる人，場があることも重要である．

　継続的な通院のためには，患者と主治医の信頼関係ができ，治療がスムーズに行われることが大切であるが，外来環境の場を整え，医療が継続できるようサポートしていくことは，外来看護師の大切な役割である．

▶ 受診から帰宅までの流れ

（1）受け付け

　人が何らかの健康障害を認識した時にとる対処行動は，その人の健康障害に対する認識や取り巻く状況，生活スタイルによって異なる．精神科の診察を受けるということは，自分の精神的健康に不安や心配を抱いているということである．患者が自発的に受診した時以外は，患者は不本意に来院していると考え対応する．また自発的に受診しても精神科ということで不安をもっていることを踏まえて言動に配慮し，問い合わせには穏やかな態度で丁寧に対応する．

（2）待ち時間

　自発的受診か，不本意な受診かにかかわらず，患者が体験している不快な症状や不安を話してきた時は，受け止めて理解し，望めば患者の安心・安全を守るための場を提供する．あいさつや声かけなどで自分から悩みや困っていることを話せる環境づくりを心がける．常に待合室に目を配り，患者の表情・態度を観察し，必要時に適切なケアを行う．

(3) 診察後

　外来診察の場では，患者1人の診察時間には限界がある．話を十分聞いてくれずにいつもの薬を出すだけと不満をぶつけてくる患者もいる．また，病状が悪化しても薬を増やされるのが嫌で医師に本当のことを話さない患者もいる．そのため受け付けや待ち時間，診察後に患者や家族と話すことで，医師に相談することを整理したり，医師から説明されたことを確認するなどの援助が必要になる．

　また，通院治療により，症状が軽快し患者本来の日常生活に近づいてくると，通院の必要性を感じなくなり，通院が中断されやすい．通院の必要性を感じていないことがわかったら，患者に対し，医師に通院継続の必要性や服薬について相談するように勧め，自己中断をしないように関わる．

(4) 処　置

　医師の指示による注射や点滴，検査などの必要性をきちんと理解して，患者に質問された時に看護師自身も説明できることが大切である．

　また，処置前，処置後の観察をし，医師に必要な情報を伝えることも必要である．

(5) 会　計

　精神疾患のため通院する患者や家族は，通院するための医療費が経済的な負担になっていることもあり，それ自体が通院中断の原因となることもある．自立支援医療による通院医療費の軽減手続きについて情報提供をしたり，障害年金などについて精神保健福祉士（PSW）に相談できることを伝え，解決を図る．

▶ 外来における環境の調整

　精神科外来は，さまざまな症状をもった人が来院し，狭い待合室で長時間待つことが多く，それだけでもストレスが高い状況である．その中で個々の患者が，安全で安心して外来受診ができるよう環境を整えることは大切である．外来で一人ひとりの患者を把握するのは難しいが，常にカウンターにスタッフを配置して，待合室全体を見渡せるようにして安全な環境を提供することが大切である．スタッフの目の届かない場所やトイレなども時間ごとに巡視をし観察することで，危険の早期発見や事故防止に努める．また，家族だから話せること，家族だから話せないことというのがある．守秘義務をもった医療者が相談しやすい環境をつくることも大切である．

　最近，明るい清潔感のあるホテルのような精神科病院やクリニックも増えている．しかし，病院の構造や築年数により壁が暗く，自然の光が入りにくい環境の病院も多い．構造上の環境はそれぞれだが，重要なのはスタッフの笑顔と穏やかな声であり，そうした雰囲気も患者の安心感を高めることにつながる．

　以下，外来環境の調整のポイントを列挙する．

（1）危険物などの管理に注意する
　①注射薬や注射器など，医療物品がもち出されないように細心の注意が必要である．
　②ハサミなどの管理に注意する．患者がハサミを借りに来たら，名前と使用目的を確認してから渡す．貸したスタッフは，返してもらったことを確認する．
　③待合室や廊下などに，倒れやすい点滴台などは置かない．
　④消火器など，足でけったりして倒れると危険な物は置く場所に注意する．

（2）静かな環境を提供する
　①大きな声や，騒音が気になる患者もいるので，患者の大きな声での会話や子どもが騒いでいる場合は，静かにしてもらうよう早めに声かけをする．
　②待合室で携帯電話を使用している場合は，医療機器への影響だけでなく，騒音となるので使用を控えてもらう．

（3）目の届かない場所の観察を行う
　①待合室の裏など，スタッフが常に観察できない場所は時間ごとに巡視する必要がある．トイレなどは，多量服薬したり，リストカットしたりする危険な場所になることがある．多量服薬やリストカットする可能性のある患者が来院する予約日は特に注意する．
　②診察順番を待っている間，長椅子で寝ている患者がいる場合は，毛布などの提供や症状によりベッドを使用するなどして，安楽に待てるようにする．

外来待合室で起こりやすい事象とその原因，その際の関わりについて表3-1に示す．

コラム　つらい待ち時間の工夫

　大きい病院ほど，診察は待つものであり，1日がかりがあたりまえのように思われている．外来で診察を待っているのは，苦痛であり我慢をしいられる．特に，精神科の診察は患者と話をすることが重要である．そのため，時間の制約があるからと，途中で話を中断できないことから，予約時間内の診察が遅れることが多い．その中で，順番がいつになるのか，どのくらい待てばよいのかわからないと，イライラしてくるのは当然のことである．最近は，受け付け順番を電光掲示板で知らせるようになっているところが多い．

　掲示板のないところの助けになるのが手づくりの順番票である．患者が受け付けをすると，ヘルパーが担当医師の順番票（「順番お知らせ票」）に名前を記入する．患者は受け付け後，自分の順番を確認し，時間があると食事に行ったり，買物に行ったりして待ち時間を工夫している．

　また，次に自分の順番だと思って待ってると，症状が悪化している他の患者のために順番が入れ替わることもある．その時は，誠意をこめて説明して待ってもらう．患者が安心して待つための大事な「順番お知らせ票」ではあるが，表示を希望しない患者についてはプライバシーも配慮して記入する．

精神科の初診の診察は，1人1時間以上かかることがあるため，3時間以上待つこともある．特にはじめての患者は，ただ待っていることは不安であり苦痛である．待つ時間と順番を伝え，外出したり食事などしながら安心して待てるように声かけをしておくと，患者のストレスを軽減できる．

表3-1　待合室で起こりやすい事象，その原因と関わり

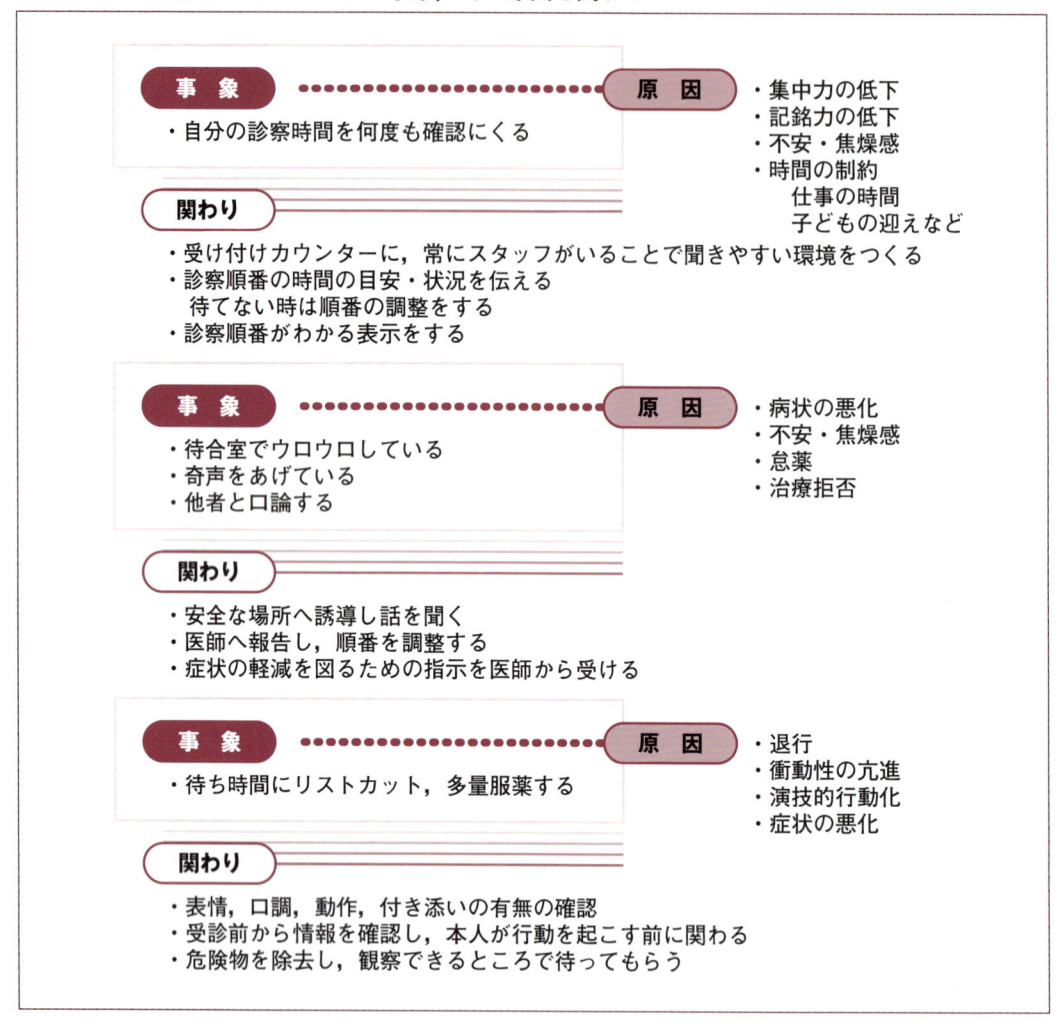

事象
- 自分の診察時間を何度も確認にくる

原因
- 集中力の低下
- 記銘力の低下
- 不安・焦燥感
- 時間の制約
　　仕事の時間
　　子どもの迎えなど

関わり
- 受け付けカウンターに，常にスタッフがいることで聞きやすい環境をつくる
- 診察順番の時間の目安・状況を伝える
　待てない時は順番の調整をする
- 診察順番がわかる表示をする

事象
- 待合室でウロウロしている
- 奇声をあげている
- 他者と口論する

原因
- 病状の悪化
- 不安・焦燥感
- 怠薬
- 治療拒否

関わり
- 安全な場所へ誘導し話を聞く
- 医師へ報告し，順番を調整する
- 症状の軽減を図るための指示を医師から受ける

事象
- 待ち時間にリストカット，多量服薬する

原因
- 退行
- 衝動性の亢進
- 演技的行動化
- 症状の悪化

関わり
- 表情，口調，動作，付き添いの有無の確認
- 受診前から情報を確認し，本人が行動を起こす前に関わる
- 危険物を除去し，観察できるところで待ってもらう

▶ 外来での対応のポイント

　精神科外来では，看護師が多くの患者情報をもっていることで，早期に的確な対応と援助ができる．しかし，1日200〜300人近い患者の中で，症状の変化を早期にキャッチし対応するのは難しいことである．長い患者は，50年近く入院しないで通院治療している．一方で，1年間に2〜3回入院している患者もいる．怠薬により精神的に不安定になりやすい患者の場合は，

規則的に内服している時の安定した表情を看護師が記憶しておくことで，不安定な時との比較ができ役に立つ．毎日の患者情報の積み重ねで，早期に症状変化を捉えることにより，入院せずに通院治療できるための援助が可能となる．

（1）情報把握の方法

患者の表情，病名，症状を確認し，症状の不安定な患者を認識しておく．

＜情報を把握する際のポイント＞
・症状により薬が変更になった．
・入院予約をした．
・仕事を辞めた．
・家族に病気や死亡などの変化があった．
・借金や万引きなどのトラブルを起こしたり巻き込まれている．

（2）症状悪化のサインを早期にキャッチすること

＜観察のポイント＞
・化粧や洋服が派手になった．
・清潔，整容が保たれていない．
・イライラしながら順番を何度も聞きにくる．
・確認などの電話が頻回になる．
・マスク，帽子などで顔を隠して来る．
・体温計を何度も借りにくる．

＜その他＞
・外来時以外の情報も把握し，患者の変化に注意する．

（3）患者が看護師やスタッフに話した内容による把握

① 診察の順番を聞いてくる患者には，順番を伝えるだけでなく，待てない事情を聞く．症状の悪化で落ち着いていられない患者の表情を把握しておき，安定している時との違いを認識して対応する．
② スタッフに攻撃的に話してくる時は，どんなことに反応して攻撃的になっているのか把握し，スタッフにも内容を伝えて対応する．

（4）多量服薬や自傷行為をし，電話をしてきた患者への対応

①「薬をいっぱい飲んだ」と電話が入ったら，電話を切らないように話しかけ，他の看護師に医師に連絡し対応してもらうように伝える．
② 家族がいる場合は，電話を変わってもらい状況により救急車を要請してもらう．
③ 一人暮らしで救急車を要請できない緊急時は，医師から警察に通報し保護してもらうとともに，警察官から状況や状態を連絡してもらい来院を要請し対応する．

> **まず,ドアを開けて下さい!!**
> 　一人暮らしで多量服薬し,救急車を要請した後に意識低下が起こることもある.ドアを閉めてチェーンがかかっていると,外から入ることが困難になる.意識のある間に,まずドアを開けるように伝えることが大切である.救急車や警察が,すぐに部屋に入って対処するために重要なことである.

コラム　担当医師で運命が変わりますか?

　どこの診療科でも,はじめて受診した医師で運命が変わることが多いと思われる.だからこそ,医師はもとより看護師やすべての医療スタッフの対応は重要である.特に,勇気をもって精神科を受診した患者への対応は,患者の人生を左右してしまうと言っても過言ではない.精神科外来をはじめて受診するまでには,いろいろな葛藤があると思われる.それには,精神科に通院していることへの社会的偏見も原因となっている.外来への問い合わせの電話も「心療内科はありますか」であり,"精神科"には抵抗があるのが一般的である.それでも,ぎりぎりまで考えて精神科にはじめて受診する人は多い.

　1週間の中で,初診が多いのは"火曜日"と"木曜日"である.月曜日と金曜日が少ないのは,一般的な人間心理をよく表している.日曜日に「明日は行こう」と思いながらも,月曜の朝になると明日にしようと考えて行動ができない.金曜日になると来週にしようと考える.月曜日に,仕事や学校に行きたくない心理に似ている.

　初診医師の性格をわかって受診することはできない.たまたま受診した日の医師が,わかってくれたかどうかの判断で通院するか考える.病状により医師と合わないと感じる患者もいる.ドクターショッピングを繰り返している患者や,境界性パーソナリティ障害の患者は,いかに医師が自分を理解し,また外来スタッフが対応してくれたかで,その病院に通院するかどうかを判断する.

　2回目からは予約になるが,次から担当する医師でまた運命も変わるのである.初診の医師が次の予約の相談をすることも多いが,看護師に任されることもある.予約を決める方法は,単純に①通院できる曜日・時間,②医師の性別,③予約が空いている医師などである.しかし,初診医師と2回目からの医師との性格と診察のギャップをいかによい方向にもっていくか,ここからが看護師の腕と経験の見せどころである.

　精神科では特に,医師の診察と患者の病状との微妙で重要な関係の中で,病状が改善したり,変化したりしていく.医師との相性も患者の通院に影響していく.次からの担当医師を決める時,患者の診断名やアナムネ(問診)情報と医師の特徴を考え,通院が中断しない組み合わせを考える.しかし,患者の担当医師を決めることは,患者の運命を握っているようで責任は重い.今日も,医師の性格と患者の性格を分析しながら,相性が合って通院が継続しますようにと祈りつつ担当医師を決める.

2) 病棟および他職種・他部門との連携

▶ 病棟との連携による継続看護

　今日の精神科医療は，社会的入院患者の退院促進と，新規入院患者の集中的な短期治療に主眼が置かれるようになってきた．このような中，患者が地域社会の中で自分なりの生活を送りながら治療が継続できるように，入院ケアから外来ケア，地域ケアへと継続看護が重要となり，さまざまな場の間の連携も求められるようになってきた．ここでは，このような連携の取り組みについてまとめる．

（1）外来通院していた患者が入院する場合

　地域で生活していた人が入院する時とは，それまでの生活とは異なった危機的状況に陥った時である．したがって，患者の経過・症状・入院目的とその反応・処方・家族背景・生活状況を踏まえ，外来におけるケアを病棟へ申し送ることが大切である．それによって，外来ケアから病棟ケアにスムーズに移行することができる．その際，外来からサマリーを用いた申し送りをすることが役に立つ．

（2）入院していた患者が退院により外来通院する場合

　退院時には，入院生活から地域社会での生活にスムーズに移行できるよう関わる必要がある．スムーズな移行とは，病棟から外来へ継続した看護を提供することである．このため，入院後の経過・入院目的がどう達成されたか・看護問題は解決されたか・退院後予測される問題は何か・処方・家族の受け入れなど，入院中のケアに関する情報を外来看護師が得ることが重要である．これらの情報は通常，入院中の受けもち看護師からのサマリーによって得るが，退院前に連絡を受けて外来看護師が**病棟訪問**を行い，事前に患者と話し合うこともある．退院前に外来受けもち看護師（プライマリナース）と顔合わせをし，外来でのケアについて知っておくことは，患者に退院後も相談の場があるという安心感を提供することになる．ひいては，入院生活という保護的環境から地域という開放的な環境への変化に適応することを助けるものとなる（図3-1, 2）．

▶ 他職種との連携

　外来における看護と他職種との連携を表3-2に示した．連携の第一の目的として，看護を行う上で必要な情報を他職種から得るということがある．より多くの情報を得て総合的なアセスメントをするため，他職種のもっている情報を得ることは重要である．特に外来では病棟に比べ，患者に対する看護師の絶対数が少ないという現状があり，処置中で手の離せないこともある．このため看護師以外の職種が相談に応じることがあり，他職種からの情報収集も重要であ

患者サマリー
（退院時，転科・転出，中間，外来）

> 目的に合わせて○印をつける

所属科　　　　外来カルテNo.　　　　　　　　　　　　　記入年月日　年　月　日

ふりがな 患者氏名　　　　　　様　性別	入院日　　　　　　主治医 退院日　　　　　　外来医師名 初回受診日　転科日　転科部署
生年月日　MTSH　年　月　日　年齢　歳	家族背景
現住所 職業　　　　　　　Tel	
診断名 　　　〔診断名の他に手術日・術式等も記入〕	
既往歴	社会的情報 　〔支援体制や経済的な問題，住居等の状況を記入〕
入院までの経過 〔患者の主訴となっている病状・問題がいつから，どこで，どのように起こっているのか，それに対してどのように対処していたのかを簡潔明瞭に記入，さらに，今回の入院目的を記入〕 入院からの治療の経過	退院時の日常生活動作の状態 食事 排泄 睡眠　〔情報として必要な項目について自由に記入〕 清潔 運動（安静度や機能障害など） その他 〔上記の項目以外の情報やチューブ類等の挿入部位や状況，最終バイタルサインを記入〕
医師から受けた治療や病気の説明に対する患者や家族の反応 〔説明された内容をできるだけ事実に基づいた表現で記入し，反応は本人の言葉で記入〕	
退院時データ　〔感染症が陽性の時は必ず記入〕	
退院処方　退院時の処方内容と服用方法等	

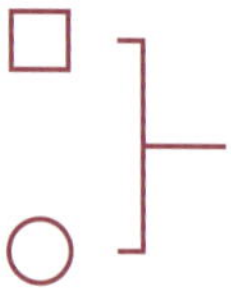

〔師長または主任のサイン〕

〔　〕内は書き方

図3-1　病棟―外来間での申し送りに用いるサマリー　①

解決した問題	
#1	
#2	
#3	

解決した問題番号と問題を記載する

		今後に継続していく問題リスト
月日	#No.	問題・看護目標・SOAP

受領年月日　　　　　　　　受領者署名

〔東京女子医科大学病院看護実践の手引き(H.15)より〕

　　　　　内は書き方

図3-1　病棟―外来間での申し送りに用いるサマリー　②

サマリー検討用紙

氏名　　　　　登録No.　　　　　　　　　　　　　　　　　　　年　月　日

	S／O	A	継続の有無
通院・服薬についてのコンプライアンス	病識/通院治療・服薬への意識・意欲/服薬自己管理能力/主治医との関係/指示を行動に移せるかを記入		
通院・服薬についてのコンプライアンス再評価（／）	外来通院から1〜2カ月後に再度情報収集	左記S/Oを基にアセスメントしたことを記入	継続看護の必要性/プライマリの必要性の有無を記入 有りの場合，計画立案
外来受診時の危険・安全について	逸脱行動やそれに伴う危険について記入		
家族・その他の者によるサポートについて	家族・その他の者の病気への理解/病気の受け入れ/家族との関係/家族のフォローについて記入		
社会参加について	家族・社会における役割/1日の過ごし方について記入		
ADLの自立について	ADLに関する困りを記入		

〔東京女子医科大学病院神経精神科外来（H.15）より〕

　　　　内は書き方

図3-2　外来における継続看護の必要性の査定用紙（病棟からのサマリーに基づく）

る．同様に，看護師のみの観察では目のいき届かないこともあるため，他職種の目も看護の目として活用する．

連携の目的の第二に，看護ケアに対し協力を得るということがある．第三には，受診をスムーズにするための協力を得るということがある．病状に応じて患者がスムーズに診察を受けることができるように，他職種にも協力を依頼する．

これ以外に，精神科以外の他職種との連携がある．患者が身体疾患を合併した時の**他科へのコンサルテーション**，社会資源利用時のサービスの紹介などがこれにあたる．特に精神疾患患者の場合には，まだまだ他科では苦手意識をもたれていることがあり，症状や特徴，関わりのポイントについての情報提供が必要なことがある．近年では，在宅支援に重点が置かれていることもあり，在宅医療部からの患者の紹介，地域ネットワークとの情報の交換や共有といったさまざまな連携が広がりつつある．

表3-2　他職種との連携

目的 職種	❶ 看護を行う上で必要な情報を得る	❷ 看護ケアに対し協力を得る	❸ 受診をスムーズにするための協力を得る
医師	・病状について情報を得る ・家族について情報を得る ・身体状況について情報を得る ・生活について情報を得る ・治療への反応について情報を得る ・薬に対する不安や疑問について情報を得る	・治療上・生活上の枠組みの共有 ・服用しやすい薬の形状・回数の考慮の依頼	・込み合わない時間帯への予約の依頼 ・処方箋ができたら知らせてもらうよう依頼 ・診療前に行える検査・処置の指示はあらかじめ受ける
薬剤師	・薬に対する不安や疑問について情報を得る ・服薬時や薬の利用上困っていることについて情報を得る	・分かりやすい包装・薬表の工夫の依頼 ・分かりやすい服薬指導の依頼	・すぐに処方するよう依頼 ・薬ができたことを知らせてもらうよう依頼
OT（作業療法士）	・作業療法の目的・目標についての情報を得る ・作業療法の成果についての情報を得る	・作業療法の目的・目標の共有	・診療時間と作業療法時間の組み合わせの工夫の依頼
看護助手	・行動について情報を得る ・他患交流について情報を得る	・患者の行動の観察の依頼 ・付き添いの依頼 ・代行の依頼	・送り迎え，案内の依頼
事務	・訴えについて情報を得る ・行動について情報を得る ・他患交流について情報を得る	・受け付けしたことを知らせてもらう	・すぐに受け付けしてもらう

3）精神科外来における看護相談の役割と機能

　精神科外来を窓口として，受診相談を最初に受けるのは看護師である．はじめて精神科を受診するにあたっての相談，外来通院している中での相談，家族からの相談などさまざまある．看護師は，このような多様な相談に対して，医師や精神保健福祉士（PSW）などの医療スタッフ，地域の社会福祉関係者との連携をとりながら，問題解決に努めていく．

▶ 外来窓口相談・電話相談

（1）初診相談

① 症状・主訴が精神科受診の適応か

　精神科をはじめて受診する時には，身体症状に問題がないか確認して受診を勧めることが大切である．特に，頭部症状の主訴は重要であり，外来窓口や電話相談時に確認する．頭部外傷や髄膜炎による興奮状態や錯乱状態などの精神症状は，早期に医師による判断が必要になることがある．また，先に身体症状を改善させることで精神症状が改善することもある．

② どこに相談に行ったらよいのか

　家族や相談者などが，"精神的な困り（症状や問題行動）"の解決のためにどこに相談に行ったらよいのか戸惑っていることが多い．精神科受診に対する社会的評価を気にして精神科受診に抵抗がある場合もある．このような場合には，各保健所や保健センターで，保健師，精神保健福祉相談員が相談にのってくれること，また，精神保健相談日には医師も相談を受け付けていることを伝える．精神保健福祉センターでは，精神保健相談としてPSWなどが相談を受けている．これらの相談施設で，病院での治療が必要か判断を受ける方法もあることを伝える．

　「嫌がらせを受けているが，どこに相談に行っても解決しないで困っている」「警察や役所などいろいろな所に相談に行ったが相手にしてくれないし，精神科に相談に行くように言われて困っている」といった相談もある．精神的な症状が考えられる場合には，家族や兄弟など身内の人と一緒に，もう一度相談し対処方法を決めることを提案する．また，困ったことがある時は，いつでも電話で話ができることを伝えて，問題解決の窓口の1つとして外来の場を提供する．

③ 初診時，女性医師か男性医師かを限定して受診したいとの声に対して

　近年，**DV（ドメスティックバイオレンス），セクシャルハラスメント，レイプ**などの問題が女性の社会問題になっている．こうした患者の場合，女性医師を希望することが多いため，初診時，相談者の意向に添っての配慮が必要である．また，性同一性障害などの相談者の場合も，希望を事前に確認し医師の性別を伝えるなどの配慮をする．

　DVとは，配偶者や恋人から受ける身体的暴力や性的暴力，言葉による精神的暴力であり，DV防止法[*1]により犯罪行為として認知されるようになった．福祉事務所の**婦人相談員**（女

性相談員）を窓口として，**女性相談センター***2などが対応している．女性相談センターは，女性のさまざまな悩みの相談，一時保護や自立相談などの支援を行っている．

*1 **DV防止法**：「配偶者からの暴力の防止及び被害者の保護に関する法律」（平成13・4・13・法律31）
　配偶者からの暴力は，犯罪となる行為であるにもかかわらず，被害者の救済が十分に行われてこなかった．被害者は，多くの場合女性であり，経済的自立が困難な女性に対して配偶者が暴力その他の心身に有害な影響を及ぼす行動を行うことは，個人の尊厳を害し男女平等の妨げになる．人権の擁護と男女平等を図るために，配偶者からの暴力を防止し被害者を保護するための施策を講ずる必要があった．このため，配偶者からの暴力に係る通報，相談，保護，自立支援などの体制を整備し，配偶者の暴力の防止および被害者の保護を図るための法律として，DV防止法が2001（平成13）年に制定され同年10月より施行された．

*2 **女性相談センター**（婦人相談所，女性相談所）：DV防止法の制定により，当該各施設が配偶者暴力相談支援センターとして，2002（平成14）年4月より保護業務を実施している．
　女性相談センターでは，①福祉事務所の婦人相談員（女性相談員）を窓口にした相談，②休日・夜間に警察を経由しての保護願い，③相談者からの電話相談，相談センターに直接来所しての相談，一時保護を受け付けている．
　DV防止法ができたことでDVが認知されるようになり，今まで家庭内の閉鎖された環境の中で悩んでいた女性も，女性相談センターや警察などに相談するようになってきている．女性相談センターの中には，24時間体制の施設もあり，夜間の警察からの依頼や直接保護の求めに対応もできるようになってきている．DV防止法以降は，直接来所相談が増加している．また外国人のDV被害者からの相談・保護も増加しており，必要に応じて通訳をつけて相談に応じている．
　相談内容としては，配偶者や恋人からの暴力，男女間のトラブルや離婚の問題，妊娠，その他，身体や心の悩み，日常生活上の悩みなどの相談を受け付けている．相談所では，専門の婦人相談員のほか，離婚などの家事問題の専門家，医師，心理職などが対応している．金銭トラブルについては，家裁調査員が特別に相談にのることもある．
　保護を求めてくる相談者の中には所持金の少ない人も多く，社会福祉事務所と連携をとり生活保護の申請も必要となる．また，一時保護のあとの生活に関連して，利用可能な制度や権利擁護についての情報提供も必要である．子どもと一緒に保護を求めてくる相談者には子どもへのケア，自立した生活を営むための就労支援も重要になっている．
　DVにより，生命や身体に重大な危害を受ける恐れが大きい時は，裁判所に保護命令の申し立てを行うことができる．地方裁判所からの保護命令により，①接近禁止命令，②退去命令により保護される．しかし，接近禁止命令は，加害者が被害者の身辺につきまとうことを禁止する期間が6ヵ月であり，加害者の家からの退去を命ずる退去命令は2週間である．これらの命令の期間に問題を解決し，安心して生活できるように支援していくことは至難の技であり，現行制度には解決していく課題も多い．

（2）再来患者の相談

　精神科の初診を受け，診断により通院や入院などの治療が開始する．診察時，医師に説明を受けても，患者自身には薬を飲むことに対する不安や副作用の心配などがある．また，通院に関しても仕事や時間的なことなど，現実的な制約がある．不安をもちながらの治療は，通院の中断を起こしやすい．看護師は，患者の不安や心配を受け止め，医師との連携をとりながら安心して治療が受けられるよう援助をする．

① 薬の副作用への対処方法など服薬に関する相談

　向精神薬の副作用として早期に対処が必要な症状は，発疹や嘔気などである．副作用の相談を受けた時には症状の確認をして，医師に連絡し対処する．向精神薬の副作用として相談が多いのは，眠気が強くなることである．1日中眠い，ボーとする，ふらつくなどの訴えが

よく聞かれる．担当医師と相談し，減量・中断・そのまま継続するなどの指示に合わせて薬の必要性を説明し，不安がある時は話を聞き，患者が安心して服薬できるようにする．

風邪症状などで風邪薬と併用する時は，症状と処方薬の内容を確認し，医師に相談することをすすめる．特に発熱時は，向精神薬の内服について医師に相談することをすすめる．また，他の診療科の受診が必要な時は，事前に医師に相談し，必要に応じて精神科での診療の経過や処方薬の記入された紹介状を持参し，薬が重複しないようにすることが必要である．患者に説明し，医師への相談をすすめる．

② 妊娠に関する相談

向精神薬を継続して内服することで，女性だけでなく男性も子どもへの影響を心配することが多い．妊娠を希望する場合や妊娠がわかった時の内服方法，授乳中の内服相談などがある．精神科医師や産婦人科医師，また家族と連携をとり援助していく．

③ 担当医師との問題

継続通院していく経過の中で，「担当医師と合わない」「担当医師が話を聞いてくれない」など，担当医師の変更希望の相談がある．患者が医師に直接伝えられない時などは，内容により看護師が医師と相談して，通院が中断しないように援助していく必要がある．症状が悪化し薬を増量されたことが原因で，医師に対する不満を抱き，担当医師の変更を希望してくることもある．病識がなく不満が強い場合には，患者の話を十分に聞き，必要に応じて診察に同席し，医師との信頼関係を回復できるよう援助していく．

④ 患者間のトラブルの相談

外来通院や入院中に，友人関係や恋愛関係が築かれることがある．お互いに病気の話をして，良い関係ができることも多いが，トラブルが起きることもある．恋愛関係や金銭のトラブルなどの相談は，話を聞き患者間で解決できるようにする．トラブルにより病状が悪化することもあり，担当医師にも話すよう伝える．また，必要に応じて診察に同席する．

▶ 家族からの相談

家族は，精神科に相談するまで，相談すべきかどうか，どこに相談したらよいかなど，長い間の戸惑いの時間がある．特に，本人に病気の自覚がないことが多いため，家族の負担や不安は強く，どう対応したらよいのか困惑している場合がほとんどである．どのような病気で，今後どのように対処していけばよいのかわからず，精神科への通院治療も家族にとって精神的な負担となる．

外来を相談窓口として，PSWなどの医療スタッフや，各保健所や市町村の保健センター，各都道府県等にある精神保健福祉センターなどに相談することで，家族の負担や不安を少なくすることができる．また，家族会など，同じ悩みを話すことができる場もあることを伝える．

（1）病気の自覚がなく受診が困難な場合

本人に精神的な問題があり家族が治療の必要を感じながらも，本人は受診しようとせず，家

族が困っていることがある．幻聴や妄想などがある場合は，家族が事前に精神科に相談するようにすすめ，受診方法や対応の方法を確認しておく．受診や入院治療が必要な時は，本人の話を否定せず，心配なことを伝えて，信頼している人の協力を得ながら一緒に受診できるようにする．

（2）アルコール・薬物依存症・暴力・買物依存・万引きなどの状態に困っている場合

アルコールや薬物依存症の専門治療病院の紹介，地域の社会資源の紹介，家族会などへの参加を促すなどする．ほかに，警察などの専門領域の協力が必要な場合もある．

（3）家族の患者への対応方法

精神障害者の家族は，患者にどのように対応したらよいのかわからず不安をもっている場合が多い．まず，家族自身が病気の知識を身につけ，病気を理解することが重要である．その上で，家族は本人の味方であり理解者であることを本人に伝えるなどして，家族が患者にとって安心感を与えられる存在になることが必要であることを伝える．

▶ 転院・入院の相談

精神科の治療は，長期に通院治療が必要である．そのために患者や家族の焦りが転院を繰り返すことにつながる．転院を希望する場合，現在通院治療を受けている医師と相談してから受診する方が望ましいこと，その上で，いつでも他に受診相談が可能なことを伝える．セカンドオピニオンとして他院を受診することも，結果的に，不安なく通院継続することにつながる方法でもある．

患者の症状が悪化して入院希望がある場合は，症状を確認して医師に伝え，必要に応じて外来や病棟のスタッフに連絡し，入院準備のための調整を行う．

コラム　看護師のカウンセリングではだめですか？

精神科外来の電話の中に，1日1件はある問い合わせがある．思わず「看護師ではだめですか」と言いたくなる．それは，「カウンセリングしてますか」「カウンセラーいますか」という電話である．精神科の受診に求める"カウンセラー"，"カウンセリング"にはどんな思いがあるのだろうか？　精神科の医師の診察を受けて，病名がつくことや精神科の薬を飲むことには抵抗があるが，臨床心理士（CP）やカウンセラーにカウンセリングを受けるのは，抵抗がないということである．「カウンセリングだけ受けられますか」という電話からそれがわかる．

「診察時間はどのくらいですか」との相談もある．精神科医は，あまり話を聞かずに薬を出すというイメージがあるらしい．心配するのも当然である．1時間に約6人を基準に予約を受け，多い医師は1日に約40～50人診察している．「医師もカウ

ンセリングしています．でも…，1時間に4～6人の予約で診察してます」これが答えである．実際は，3～60分まで症状により，診察時間はさまざまである．とはいえ，患者によっては医師の顔を1分見るだけで，元気になったり不安が消失するのもまた事実である．

　精神科外来の看護師に，カウンセリングを希望してくる人はいない．看護師が，カウンセリングをするというイメージがないのである．相談を求められた時，看護師とカウンセラーで何が違うのだろうか？　精神科では，看護師が話をすれば看護援助で，カウンセラーが話をすればカウンセリングというだけのことである．精神科の看護師は，精神症状の治療を受けている患者のカウンセリングは得意だと思える．その上，精神科の看護師は精神科医の診察が必要であるか否かの判断もできる．

　相談者に，「看護師にカウンセリングを受けたい」と言われるように，精神科外来看護師もカウンセリング技法を学び，アピールしていくことが必要である．

4）外来における個別ケア ─継続看護とプライマリナースによる援助

▶ 外来において継続看護を行う基準

　当院の場合，外来患者数の平均は1日200人，そのうち初診は平均10人である．これだけの外来患者全員に対し，外来看護師3～4人で継続した個別ケアを提供するのは困難である．通院患者の中にはセルフケアが自立している患者も多いため，継続看護の必要性がある患者の選定を行った上で，プライマリナースを決定し，適切なケアが提供できるよう取り組んでいる．

（1）プライマリナースをつける場合
　外来での看護問題は，次の4つに大別することができ，これらの場合，プライマリナースを付けることが有効である．
　① 外来通院の一連の行動が自立していない
　② コンプライアンス不良である
　③ 生活上の困りごとがある
　④ ①～③について家族や社会資源のサポートが得られない
　具体的には表3-3のとおりである．

（2）外来看護師全員で統一的な関わりをする場合
　外来では，あえてプライマリナースを決めずに外来看護師全員で同じように患者に関わることが必要な場合がある．操作性が高く，担当を決めることで依存性が高まり退行してしまう患

表3-3 外来でプライマリナースをつける患者の状態像

❶ 外来通院の一連の行動が自立していない場合

状態像
- 受け付けから帰宅までの行動に援助を要する.
- 受け付けから帰宅までの間に逸脱行動があり,安全が守れない.または,その逸脱行動が他の患者に与える影響が大きい.

❷ コンプライアンス不良である場合

状態像
- 自己管理能力の低下から予約日時が守れない.
- 薬の自己管理ができない.
- 病識の欠如から通院中断,怠薬,家族・医療者への攻撃がある.
- 依存や退行から救急車での来院が頻繁である.
- 頻繁な受診で過剰な薬剤処方の要求がある.

❸ 生活上の困りごとがある場合

状態像
- 食事　　内容の決定,選択,準備,摂取の一連の行動に問題があり,自己解決ができない.
- 排泄　　自己管理ができない.
- 運動　　活動内容の選定,ペース配分が自己管理できず,病状悪化につながる危険性が高い.
- 睡眠　　睡眠のリズムをとることができない.
　　　　　追加眠剤の使用について不明な点や困りごとがある.
- 清潔　　自力で行えない.
- 金銭管理　自力で行えない.

❹ ❶〜❸に対し家族や社会資源のサポートが得られない場合

状態像
患者の疾患により障害されている部分を補う者がいない.また,セルフケアを高めるよう働きかける者がいない.
サポートする者との信頼関係が希薄である.
サポートを行う者が疾患の理解不足から誤った関わり方をしてしまう.

者の場合,看護師全員が同じ距離をとって関わり,誰に声をかけても同じ対応を受けられる環境を提供するほうが,病状安定にかえって有効なためである.こういったケースはパーソナリティ障害の患者に多い.

(3) 受診状況を継続的に観察する場合

　精神疾患患者の特徴として,対人関係を築くことを不得手とすることが挙げられる.これは家族関係にもあてはまるため,キーパーソンのいない患者も少なくない.加えて,精神障害のために自分のことを言葉で表現することを苦手とする患者も多い.また,病感を得にくい症状の場合,病識も得にくいことがある.このため,症状悪化のサインを自覚できなかったり,うまく人に伝えられなかったり,それを見守るキーパーソンもいないことによって,症状悪化のサインをキャッチすることが難しいことがある.看護師は,まず日頃の外来受診時の様子や訴え,その患者の特徴を注意深く継続的に観察し,症状悪化を早期に発見するよう努めるとともに,関係づくりを行い,患者が安定して過ごせるよう支える.さらに,家族の支えも重要であるため,家族も含めて教育的に関わっていく.

▶ 外来での短期プライマリナースの必要性と役割

　精神科の入院期間は短期になり，外来での通院治療が多くなってきている．これは，医療費の問題もあるが，従来の薬よりも効果が高く，副作用の少ない向精神薬が多数開発されてきているためでもある．精神科治療は，通院しながら薬の効果を観察し，精神症状の安定を図るようになってきている．入院回数や日数を減らすために，外来で計画的な看護援助を行えるよう，外来看護の充実を図っていくことが，ますます重要になってきている．

　精神症状が安定しない患者や，病識がなく通院や服薬を中断しやすい患者には，外来のプライマリナースのケアが必要となる．通院中断を予防するために，特に初診患者や，一時的に症状が不安定となっている患者に対するケアは，外来看護の重要な焦点となる．外来で短期的に看護が必要な患者にも，外来プライマリナースを決めて，通院が安定するまでケアすることが大切である．

　短期的にプライマリナースを必要とする患者として，以下のような患者が挙げられる．

（1）入院予約した患者

　入院の必要がある患者は，精神症状が安定していないことから，入院するまでは援助が必要となる．規則的な内服や生活に関して，観察と援助を実施する．次回の受診日や入院までに症状が悪化しないよう，睡眠状況や食欲なども確認して計画的に看護する．また，家族のサポートを得ながら医師との連携をとり，症状の変化に迅速に対応できるようにする．

（2）通院に調整が必要な患者

① 合併症などで，身体的に通院が負担になったり，不規則な通院が予測される時は，他の診療科と調整し継続的な通院ができるようにする．外来で待つ時間が身体的に負担となる場合は，安楽な場所を提供する．また，他の診療科に入院する時は，精神科治療も安心して継続できるように他科と相談し調整を図る．

② はじめて精神科を受診して，次回からの通院に不安や時間的な問題がある場合は，それらが解決するまで相談援助を行う．2回目の受診日に来院しない患者が多いことからも，診察後に通院の必要性を理解できているか確認することが大切であるといえる．

（3）外来の待ち時間に症状悪化をきたしやすい患者

① パニック症状を起こす患者

　外来で待っている間に，パニック症状や過換気症状を起こすことで他の患者に影響を与える患者がいる．診察までの間に発作症状が起きないように，外来での援助が重要である．受診日・来院時間を確認しておき，来院したら症状を起こさないように声かけをする．過換気症状を起こした場合には，安全で安楽な環境を提供し，紙袋を使用した換気の援助を行う．発作時の薬の指示がある場合は，意識の状態を観察して内服を促す．

(4) 待ち時間に他患に迷惑行為を起こしやすい患者

① 外来で怒りっぽく，すぐ興奮しやすい患者

　外来で待つことができずに，すぐ興奮し大声を出したり，ドアを蹴ったりするなどして，他の患者の迷惑や刺激になる行為を行う患者がいる．来院時，表情や行動を観察し，興奮している時は落ち着いた場所で話を聞き対処する．次回の予約日を確認しておき，来院時，表情を観察しながら診察の順番や待つ時間の目安を早めに伝えるようにする．落ち着いて待てるようになるまで援助を行う．

② 外来で他の患者とトラブルを起こしやすい患者

　外来で待っている間に，子どもの騒ぐ音や他の患者の話声にイライラして，怒鳴ったり暴力を振るう患者もいる．病状により音に敏感になる患者は，来院した時に子どもがいる場合には，静かな場所を提供するか，診察の順番を調整する．また，患者自身が落ち着いて待てるようになるまで，話を聞くなどして援助を行う．

(5) 高齢者など規則的な服薬・通院が難しい患者

　高齢者は，指示された薬を飲んだのを忘れて，追加して指示以上に内服したりすることがある．また，薬を飲み忘れて症状が安定しないこともある．薬の包装の工夫や薬に日付を記入するなど，患者が正しく内服できるよう援助する．また，通院日を忘れないように予約票を工夫する．地域の福祉サービスを利用している高齢者が介護支援者と一緒に受診する場合には，日常生活や服薬についての情報を得る．

エピソード　外来で短期にプライマリナースとして関わりをもった事例

患者：20歳代，女性，統合失調症

経過：18歳で発病し，関係妄想を主訴とし通院治療を継続している．作業所に通所しており，仕事をしたいと希望している．作業所でのトラブルや母親の病気がストレスになり，落ち着かなくなる．作業所や外来時も落ち着かず奇声を発したり，うろうろ動き回り，他の患者の迷惑になる行動がはじまった．

短期看護目標：落ち着いて外来で待つことができる．

ケアプラン：自分で問題解決への対処行動を認識できる．

　OP*1. ストレスや問題に対する訴えと行動の関係の観察

　CP*1. 奇声の発生や多動行動が起きそうな時は，一緒に行動し，対処行動を話し実施する．
　　　2. ストレスの対処方法を話し合う．

　EP*1. 感情コントロールができ，効果的な対処行動を獲得することができるよう，教育的に関わる．

評価：外来時，2カ月間計画的に援助を行った．最初は来院するとすぐに奇声を発し行動を起こしていた．外来時，プライマリナースが計画的にケアすることで落ち着いて外来で待つことができるようになった．

＊（OP：observational plan，CP：care plan，EP：educational plan）

■ 参考文献
1) 川野雅資編著:精神障害者のクリニカルケア.メヂカルフレンド社,1999.
2) 小松正泰発行:統合失調症,「家族の知っておきたいこと」.全国精神障害者家族会連合会,2002.
3) 田中美恵子編著:やさしく学ぶ看護学シリーズ 精神看護学.日総研出版,2001.
4) ミネルヴァ書房編集部:社会福祉小六法2003.ミネルヴァ書房,2003.
5) 宮崎和子監修:看護観察のキーポイントシリーズ 精神科Ⅱ.中央法規出版,1993.

5) 援助の実際

以下に,3つの事例を紹介し,それぞれに外来援助のポイントについてまとめることとする.なお,以下の事例はプライバシーの保護のために若干の修正を加えてある.

事例1 外来で自傷行為を繰り返すAさんへの継続援助

事例の概略:Aさん,20歳代,女性,境界性パーソナリティ障害.
マンションで一人暮らしをしている.母親からの仕送りで生活しているが,交流はなくなっている.中学生の頃から不登校になり,自宅に引きこもり自傷行為(手首のためらい傷)をするようになる.いろいろな医療機関でカウンセリングや治療を受けたが,改善していない.治療をはじめて数年たつが,ドクターショッピングを繰り返している.

経　　過:当院受診し,半年で本人の希望により他のクリニックに通院となる.多量服薬や自傷行為が頻回になり,クリニックでの緊急対応が困難になり再度当院を受診する.本人は,クリニックの医師から見離されたと訴える.
外来通院が開始してから,外来で自傷行為,処方された薬を一度に服用してしまうなどの行為をするようになる.「どうなってもいい」「誰も心配してくれる人はいない」「やりたいからやっている,どうしてやってはいけないの」と話す.
ファッションには関心があり,おしゃれをして外来に来る.携帯でメールをしている時などは笑顔がみられる.「もう,来ない」と言いながらも外来通院している.

援助の実際:経過も長くいろいろ問題はあるが,外来通院が継続できることを目標にし,患者が,外来のスタッフに受け入れてもらえているという安心感を実感できるようにした.外来看護師全員で計画や評価を行い,医師との約束を共有しながら対応した.
具体的な目標として,以下を本人と共有した.
① 診療予約日や時間を守って外来通院する.来られない時は,連絡して次の診察の相談をする.
② 外来で,自傷行為や指示された以上の服薬はしない.
③ 自傷行動を起こす前に,自分の思いを表現する.

対応として，自傷行為を批判せず，病院には治療に来ているという意識をもつことができるようにした．自傷行為を起こす前に，看護師に訴えられるように配慮し，自制できるようにした．外来時すぐに看護師が声かけし話をすることで，外来での自傷行為はなくなった．

次の段階として，病院以外でも自傷行為を少なくできるように援助していくことが必要である．

援助のポイント：家族のサポートが得られない患者には，外来の看護師が皆でケアすることで，患者は医療スタッフに受け入れてもらえているという実感をもつことができ，通院継続ができていくと考えられる．患者には多くの問題があり，長期間の援助が必要になるが，それは通院継続ができないと解決しないことである．自分の思いが受け入れられないとすぐに他に治療を求めてしまう患者の場合は，スタッフ間の連携をとり，看護師の対応によって安心感を得ながら継続して通院できるように援助していくことが大切である．

> **あせらず，ゆっくり治療しましょう！**
>
> 最近外来では，「自傷行為が止められない」と受診する若い女性が多くなった．初期の段階で受診することが少なく，長年自傷行為が止められず「どうにか止めたいけど止められない，どうにかしてほしい」と，両腕に無数の傷をつけて受診する．家族や本人の問題など背景はいろいろであるが，自分を傷つけることで安心したり，落ち着くようになってしまい，止められなくなってしまうようである．
>
> 若い女性の腕に傷が残っているのは，悲しいことである．すぐにすべての問題が解決するわけではないが，3年ぐらい継続して通院することで安定してくることが多い．自分の気持ちをわかってくれないと感じると，すぐ病院を変わってしまうのも患者の特徴である．拒否されない信頼関係の中で，まず通院を継続していくことが大切である．

事例2　病識がなく怠薬がちだったBさんへの援助

事例の概略：Bさん，50歳代，女性，統合失調症．

夫との2人暮らしで子どもなし．妄想幻覚に巻き込まれ錯乱状態となり入院．2カ月の入院で症状改善し，退院となった．今回の入院までの20年は寛解状態にあり，本人，夫ともに病識はない．

経　　　過：入院3週目で陽性症状はおさまった．徐々に生活行動を拡大する中で，入院6週目より薬の自己管理の練習が行われた．1日分，3日分，1週間分とレベルアップされ，自己管理が行われたが，病棟環境の中で他患につられて服用している様子や，退院したいがために服用している様子がみられた．服薬への動機づけが不十分なままの退院となったため，サマリーにて申し送りが行われ，外来でも服薬指導の継続をすることとなった．

しかし，退院から2日後の外来受診時にはすでに怠薬しており，病状は悪化，退院から2週間後には再入院となった．患者のみでなく夫にも病識がなく，服薬の必要性が理解されていないこと，夫の仕事中は患者1人での留守番となり，特に何もせず過ごしているために，つい服薬を忘れてしまうのが原因であった．

援助の実際：2度目の退院前には，服薬を継続することの意味について，夫も含め教育的に関わった．服薬方法の工夫として，医師との調整により服薬回数を1日4回から朝・就前の2回とし，夫に服薬の確認を依頼した．また，外来看護師（外来プライマリナース）の病棟訪問により，退院後の服薬について具体的に目標・行動が決められた．日中1人で何もせず，話相手もいない中で過ごし，生活リズムが崩れることがないよう，作業療法への通院を導入した．週に3回以上通う中で，外来プライマリナースは困っていることや思いを聞いた．薬が処方された日には，一緒に薬を1日分ずつに分け，1つずつ日付を記入して飲み忘れがないよう工夫を行った．その結果，服薬の徹底と生活リズムをつけることに成功し，病状は安定した．その後数年経過したが，目立った病状の再燃なく過ごしている．

援助のポイント：確実な服薬が病状安定の鍵であり，家族のサポート，服薬の動機づけ，確実に飲むための工夫が重要である．また，それらについて細かに相談できる窓口があることは，服薬の確実性をあげることにつながる．

また，この事例の場合，病棟と外来看護師の連携，外来プライマリナースの病棟訪問も有効であった．

事例3　体感幻覚へのこだわりから，無為・自閉の生活を送っていたCさんへの援助

事例の概略：Cさん，50歳代，男性，統合失調症（体感幻覚症）．

家族との付き合いなくアパートに一人暮らし．現病のため職についていない．「右脇腹のところから冷たいものが出てきて足首まで広がる」という症状を一貫して訴え続けていた．「治らないと仕事ができない」「手術してほしい」との思いがあり，度々外科に出向き，検査をし，異常がないと言われ易怒的になることもあった．体感幻覚様の訴えは一進一退で，他院を転々とし，時折通院中断をしていた．服薬も徹底せず「お腹を手術してほしい」という訴えが切迫し，自傷行為に至り入院となった．

経　　過：切創は感染を起こすことなく経過．体感幻覚の「お腹から水の玉がブクブク出ている．手術してよ」との訴えは変わらないものの，入院1週間頃から徐々に表情は和らぎ，自傷の切迫性は感じられなくなった．

アパートでは臥床がちで無為・自閉の生活が続き，体感幻覚へのこだわりが強く日常生活レベルが低下していたことから，入院中は生活指導を中心に行動を拡大し，生活リズムを整えるような関わりを行った．その結果，体感幻覚も軽減し，「水の玉も半分になったので退院しても大丈夫」との発言があり，退院することとなった．退院後は通院・服薬を続けながら，自宅近くのデイケアセンターにも

通所することになった．

　病棟プライマリナースより，通院，服薬，デイケアセンター通所の支援と生活リズムの維持のため，外来での継続ケアの依頼があった．

援助の実際：外来プライマリナースは病棟に出向き患者と顔合わせをし，①退院後も通院・服薬を継続し，孤立しないで行動拡大ができるように支援していくこと，②退院後に生活する上で困ったことがあれば相談してほしいことを伝え共有した．退院後は，外来受診時に時間をとって前回受診後の日常生活を聞くなどのプランを作成し，継続的に関わったところ，生活リズムの乱れもなく生活が維持できている．

援助のポイント：入院中から継続ケアが必要な患者と顔合わせをして，外来でのケアを患者と共有しておくことは，患者の外来受診をスムーズにする効果がある．外来看護師と顔見知りになることで，退院を控えた患者の不安緊張を和らげ，患者が安心して外来の治療を受けることができるようになる．さらに外来でのサポートを通して，症状悪化のサインを把握し，早期治療につなげることができる．

第4章 デイケア

1) デイケアとは

　精神障害者が地域で生活しながら通い，活動する場であるデイケアには，病院や診療所といった医療機関の外来治療の一環として運営されているもの，都道府県・政令指定都市により設置されている精神保健福祉センターの事業として運営されているもの，都道府県や市区町村の保健行政の一環として運営されているものがある．これらは一様に「デイケア」と呼ばれているが，設立の目的や地域支援の目標，活動する場のつくり方や運営方法などに違いがある．また，同じ医療制度のデイケアであっても，医療機関おのおのの設立理念，運営方針や規模，入院施設の有無，利用している患者の構成，さらには地域の支援サービスの状況などによって支援のあり方は一様ではない．

　この章では，主に医療機関で実施されているデイケアについて概説し，支援のあり方の一例として筆者が関わった精神科病院のデイケアの活動を紹介する．

▶ わが国のデイケアのあゆみ

　精神障害者を対象としたデイケアは，わが国では1950年代にいくつかの病院で試みられ，1963（昭和38）年からの国立精神衛生研究所（現・独立行政法人国立精神・神経医療研究センター精神保健研究所）における試行を経て，1974（昭和49）年に診療報酬制度に「精神科デイ・ケア」が新設され，「今までの通院医療よりも積極的で濃厚な治療を行うことができる」[1]と期待された．デイケアおよびそれに関連のある診療報酬制度としては，1986（昭和61）年に「精神科ナイト・ケア」，1988（昭和63）年に「精神科デイ・ケア（小規模なもの）」，1994（平成6）年に「精神科デイ・ナイト・ケア」の新設と何回かの診療報酬点数の増加があり[2]，2006（平成18）年には「精神科ショート・ケア」が新設された．現行は**表4-1**に示す施設基準になっている．

　デイケア承認施設数は，1980年代後半から増加しはじめ，1986（昭和61）年の78カ所が10年後の1996（平成8）年には559カ所と約7倍に急増している[3]．1995（平成7）年「障害者プラン─ノーマライゼーション7か年戦略」において精神科デイケアの2002（平成14）年までの整備目標が約1,000カ所とされたが，1999（平成11）年6月30日時点で988カ所（病院737カ所・診療所227カ所・精神保健福祉センターほか24カ所）[4]とほぼその目標は達成された．

表4-1 現行の精神科デイケア等の施設基準

施設基準			広さ	職員配置	標準実施時間(1人1日)	利用者数
精神科ショート・ケア	小規模なもの		患者1人当たり3.3㎡ 専用施設30㎡以上	精神科医　1人 看護師(ショート・ケア,デイ・ケアの経験者が望ましい),作業療法士,精神保健福祉士,臨床心理技術者　のうち1人 計2人	3時間	20人限度
	大規模なもの	50人限度	患者1人当たり4.0㎡ 専用施設60㎡以上	精神科医　1人 作業療法士,看護師(ショート・ケア,デイ・ケアの経験者)　のうち1人 看護師　1人 臨床心理技術者,精神保健福祉士　のうち1人 計4人		50人限度
		70人限度	同上	上欄の従事者　4人 精神科医　1人 上欄の精神科医以外の従事者　のうち1人 計6人		70人限度
精神科デイ・ケア	小規模なもの		患者1人当たり3.3㎡ 専用施設40㎡以上	精神科医　1人 看護師(ショート・ケア,デイ・ケア経験者が望ましい)　1人 作業療法士,精神保健福祉士,臨床心理技術者等　のうち1人 計3人	6時間	30人限度
	大規模なもの	50人限度	患者1人当たり4.0㎡ 専用施設60㎡以上	精神科医　1人 作業療法士,看護師(ショート・ケア,デイ・ケアの経験者)　のうち1人 看護師　1人 臨床心理技術者,精神保健福祉士　のうち1人 計4人		50人限度
		70人限度	同上	精神科医　2人 上欄の精神科医以外の従事者に1人追加　4人 計6人		70人限度
精神科ナイト・ケア			患者1人当たり3.3㎡ 専用施設40㎡以上	精神科医　1人 作業療法士,看護師(ショート・ケア,デイ・ケア,ナイト・ケアの経験者)　のうち1人 看護師,精神保健福祉士,臨床心理技術者等　のうち1人 計3人	4時間 午後4時以降開始	20人限度
精神科デイ・ナイト・ケア		30人限度	患者1人当たり3.3㎡ 専用施設40㎡以上 調理設備を有することが望ましい	精神科医　1人 作業療法士,看護師(ショート・ケア,デイ・ケア,ナイト・ケア,デイ・ナイト・ケアの経験者)　のうち1人 看護師,精神保健福祉士,臨床心理技術者,栄養士　のうち1人 計3人	10時間	30人限度
		50人限度	同上	精神科医　1人 作業療法士,看護師(ショート・ケア,デイ・ケア,ナイト・ケア,デイ・ナイト・ケアの経験者)　のうち1人 看護師,准看護師　のうち1人 精神保健福祉士,臨床心理技術者,栄養士　のうち1人 計4人		50人限度
		70人限度	同上	精神科医　1人 上欄の精神科医以外の従事者に2人追加(1人は看護補助者可).ただし上欄の従事者の区分ごとに同一区分の従事者が2人を超えないこと 計6人		70人限度

2008（平成20）年には，病院1,098カ所，診療所462カ所と合わせて1,560カ所になっている[5]．

退院後の精神障害者を支援するサービスがほとんどなかった時代に，デイケアは病気の再発と再入院の予防や地域生活の維持を主な目的に，地域における居場所と日中の活動プログラムを提供し，外来治療の一形態としての役割を担ってきた[3]．一方，1993（平成5）年の障害者基本法の制定や1995（平成11）年の精神保健福祉法の成立により，それまで医療や保健での取り組みが中心であった精神障害者に対する支援に，ようやく福祉施策が組み入れられるようになった．2006（平成18）年の障害者自立支援法では，身体障害者，知的障害者とともに精神障害者も一つの制度の中で福祉サービスの対象として，位置づけられることになった[6]．また精神医療においても，2004（平成16）年の「精神保健医療福祉の改革ビジョン」によって「入院医療中心から地域生活中心へ」の転換が始まっており[7]，精神障害者への地域ケアの充実が図られる時代に，医療制度の枠組みの中で日中の活動や生活の支援を行ってきたデイケアは，その機能や役割を問い直すことを求められている[8,9]．

▶ デイケアにおける支援の特徴

ここでは，デイケアにおける支援のあり方の特徴をいくつかの側面に分け紹介する．

（1）支援の目標

デイケアでの支援が目指す代表的な目標を，筆者は以前**表4-2**のように整理した[3]．おのおののデイケアがどのような目標をもって支援するかには，デイケアの対象者（以下「利用者」）の構成やニーズだけでなく，運営母体である医療機関の機能や役割が反映される．また，デイケアの所在地や利用者の居住する地域の支援サービスの質と量によっても目標に違いが生じる．

表4-2 デイケア支援の目標

目標	分類
・早期の休養入院を含み，再発・再入院を予防する	（再燃・再発予防）
・集団内での安全感の体験など集団内体験	（安心安全の保障と体験）
・他者との交流の幅を広げる	（集団参加技能の学習）
・活動と休息のバランスを整える	（生活リズムの調整）
・病気への対処方法や生活上の問題解決方法を身につける	（自己管理能力）
・自己理解や自己表現を養う	（主体性の回復）
・自己評価を高める	（自尊心の回復・獲得）
・対人関係に必要な技能を身につける	（対人交流技能の学習）
・基本的な作業能力や職業習慣などを身につける	（職業前準備）
・就労や就学，地域の支援サービスの利用などの支援	（社会参加の援助）

（堀内久美子，山根 寛：過度期にある精神科デイケア．作業療法，21(2)：107，2002より）

(2) 支援の対象

　支援の直接的な対象は，地域で生活しながら通院治療を受ける利用者である．それぞれのデイケアがどのような利用者によって構成されているかを知ることは，支援の方法を組み立てる上で重要である．疾病名，罹病期間，入院経験の有無，年齢，性別以外に，利用者おのおのの将来の目標，デイケアに期待していることや利用の動機，治療へのコンプライアンス，集団への適応の仕方などが支援のあり方を決める．また，利用者の家族，地域における支援機関や人的資源など利用者を取り巻く環境も支援の対象となる．今後医療の中だけで完結しない支援のあり方を考えるには，このような対象も視野に入れておきたい．

(3) 支援の方法

　支援の方法には集団活動と個別対応がある．集団活動には，週間プログラムで実施されるグループ活動や季節ごとの行事などがある．集団活動は，利用者が主体的に参加し，体験を通して自らの目標を達成していくという，デイケアに特徴的な活動である．これが利用者のニーズや目標，デイケアの目指す支援の目標と合致していることが重要である．一方，個別対応は，利用者おのおののニーズや目標の把握，相談，体験の振り返り，情報提供，支援計画の作成と変更，主治医との情報交換などを適宜行うために欠かせない．利用者宅や関連のある支援機関への連絡と訪問，家族への対応は，利用者ごとに検討される．特に，地域の他の支援機関との連携には個別対応が不可欠である．

(4) 支援の期間

　利用期限の有無は，支援のあり方を特徴づける一側面である．期限を設定するか否かは，利用者の構成やニーズ，母体である医療機関の機能と役割，デイケアの目指す目標，地域の他の支援サービスの状況などから考える必要がある．しかし期限を設けない場合でも，漫然とした利用継続を防ぎ，他の支援機関への移行の可能性を検討するため，一定期間ごとの振り返りや利用更新を行い，利用者とともに支援計画を作成することが重要である．これによって，利用者の主体的な利用につなげることができる．

(5) スタッフ

　スタッフは**表4-1**のように多職種で構成されているため，職種による知識や技術の違いを尊重しながら，同時に，デイケアでの支援のあり方や個々の利用者について共通の理解をもっていることが重要である．共通の理解を保つためには，ミーティングやケースカンファレンスができているか，話し合いはオープンに行われているか，スタッフ間の雰囲気はどうかなどについて常に検討することが大切である．このことはデイケア全体の雰囲気に影響を与え，支援のあり方に反映されることであり，非常に重要である．

2）デイケアの実際

次に，実際にデイケアが地域で生活する精神障害者をどのように支援しているか，筆者が勤務していた2003年当時の長谷川病院のデイケアを一例として紹介する．

▶ 長谷川病院の概要

長谷川病院は東京都三鷹市の自然豊かな住宅地に位置し，最寄り駅からは送迎バスで約20分という距離にあり，通院は必ずしも便利ではない．筆者の在職当時は，精神科538床，内科49床の入院施設を有していた．1957年に開院した長谷川病院の中で，デイケアは1992年に開設した比較的新しい臨床部門であった．

長谷川病院の特徴としては，急性期の患者を積極的に受け入れる方針があり，1カ月で約100名の入退院者がある．数カ月～1年以内で退院する患者が多くいる一方，入院が長期化している患者もいるため，病棟ごとに機能分化を図っている．また，入院患者に対して，治療的なグループ活動や，急性期からの段階的なリハビリテーション・プログラムを積極的に実施しており，病棟ミーティング，小集団精神療法，芸術療法，作業療法，心理教育グループなどが病棟の患者層に合わせて行われている．通院患者に対しては外来診療や訪問看護のほかに，小集団精神療法，作業療法，デイケアなどが実施されている．

▶ 長谷川病院デイケアにおける支援の特徴

（1）支援の目標

デイケアの利用者は退院直後から通所する者が主であるため，開設当初より基本的な生活技能，および社会参加の準備性を身につけることを目標としている．

具体的には，

① 規則正しい生活のリズムをつくる．活動と休息のバランスをとる練習をする．
② 集団活動に参加して人と交流することに自信をつける．対人関係の練習をする．
③ 自分自身の理解を深める．自分の気持ちや考えを言葉で表す練習をする．

の3つを目標にしている．利用者の多くは就労や就学を長期的な目標としているが，入院中に開始された治療やリハビリテーションを継続し，地域での生活を安定させながら長期的な目標に向かって準備することがデイケアの利用目標となる．また，病院だけでリハビリテーションや支援が完結しないよう，就労のためのトレーニングや福祉的就労を希望する利用者には，地域の他の機関の紹介も行っている．またデイケアでの準備を経て直接就労や就学を希望する利用者についても，他の支援サービスを利用していけるよう働きかけている．

しかし，就労や大学への復学，他の支援サービスの利用開始など，おのおのの目標を達成した利用者でも，見守りの支援やモニタリングのためにデイケアの併用利用が長期化することが多い．また，長期入院を経て病院の近隣で単身生活をしている利用者の場合も，生活の安定化

や病状悪化の予防のため，デイケアの利用が長期化しやすい．

つまり，利用目標の達成が必ずしもデイケア退所や支援の移行に至らないという実態がある．この点の解決については，デイケアの支援のあり方を継続的に見直し工夫することは不可欠であるが，そのほかに，地域の支援サービスの活用による支援の展開，そのための連携づくりも重要と考えられる．デイケア自体の支援の幅を広げることで解決するか，利用者自身の知識や技能の回復や習得によって解決するか，地域の支援サービスを利用することで解決するか，利用者一人一人とともに考え実行していくことを大切にしている．

（2）利用者

デイケアへの参加の可否は，治療チーム（医師，看護師，精神保健福祉士，作業療法士など）の情報をもとに，週1回の受け入れ会議で検討している．参加希望の患者の病状や治療へのコンプライアンス，集団活動への参加の準備性などとともに，患者自身の将来の目標や何をデイケアに期待しているかが，参加の可否を決める上で重要な情報である．また，退院後のデイケア通所に慣れておくことを目的に，入院中からの試験参加を実施している．

2003年当時の利用者は約120名で，1日の参加者数は30〜50名，参加の頻度は利用者の目標や希望によって決められており，週2〜3日参加の利用者が多い．年齢は20〜70歳代と幅が広いが，20歳代と30歳代の登録者が多い．性別は2：1で男性が多い．診断名は約9割が統合失調症で，その他は躁うつ病，パーソナリティ障害，強迫神経症，摂食障害などである．利用者の居住地は市外が多く，近県からの通所者も少なくない．単身で生活している利用者が約3割，それ以外は家族などと同居している．

デイケアでは利用者の構成を大まかに把握する方法として，利用者の当面の目標による分類

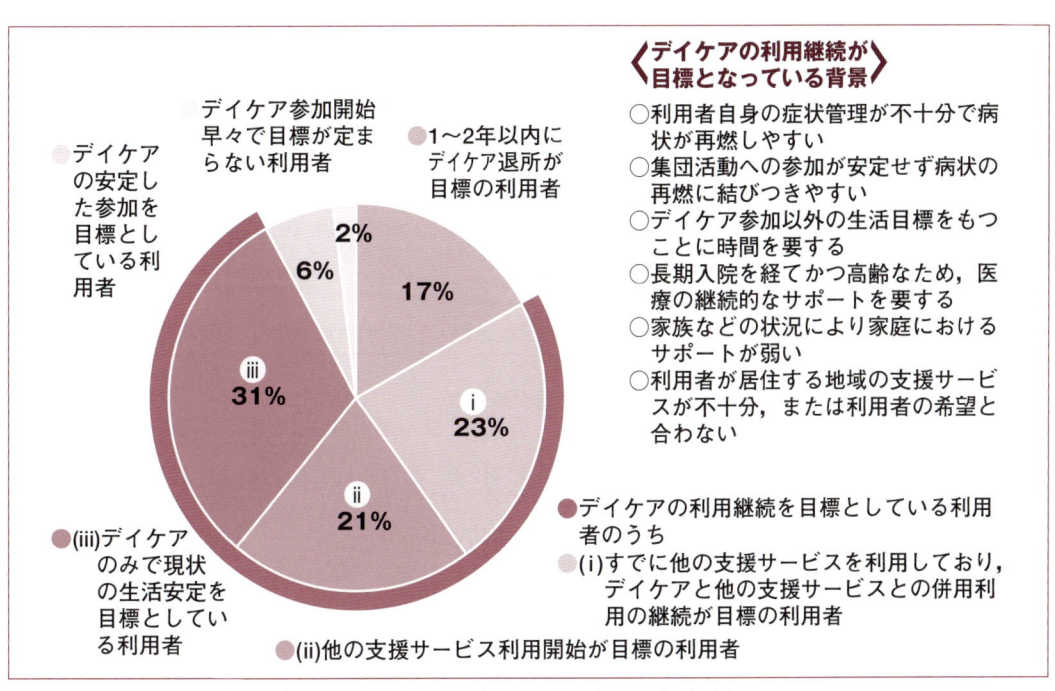

図4-1 長谷川病院デイケア利用者の目標別分類（2002年度末）

を実施している．分類は，利用者との面接やデイケアの利用に関する振り返りから得た情報をもとに，全スタッフで協議して行っていた．図4-1は2002年度末の利用者の目標別分類である．次項に述べる支援の方法を見直し，つくり変える時の重要な情報となった．

（3）支援の方法

デイケアの集団活動である週間プログラムと年中行事は，年度ごとの見直しを経て，2003年度は表4-3のようになっていた．プログラムの特徴としては，①同一時間帯に活動内容が違う2つのグループを設けていること，②グループに参加しない場合もフリースペース的な場（「個別選択活動」）でスタッフが関わること，③グループ活動の目標を3つに分類しグループごとに目標を設定していること，④1週間の中でグループを目標によってバランスよく配置していることが挙げられる．

このようなプログラムにしたのは，先に述べた利用者の特徴からグループの選択肢を増やす必要があったこと，グループに参加しない選択を尊重しながら個別に関わる場を設ける必要があったこと，デイケアの活動の中で体験の幅を広げたり，新しい体験にチャレンジしたりとい

表4-3　長谷川病院デイケアの集団活動（2003年度）

＜週間プログラムとグループごとの目標＞

時間	月	火	水	木	金
9:20〜10:00	朝のミーティング				
10:00〜12:00	らくらくマンデーズ(軽スポーツ・ゲーム) Ⓐ / 読書会 Ⓐ	スポーツ Ⓐ / 何でも鑑賞会(いろいろなビデオを鑑賞する) Ⓐ	リフレッシュタイム(リラクゼーション,ストレッチなど) Ⓐ / 小集団療法(男性) Ⓒ	音楽(コーラス) Ⓐ / 小集団療法(女性) Ⓒ	映画鑑賞会 Ⓐ / ダンスセラピー Ⓒ
	個別選択活動	個別選択活動	個別選択活動	個別選択活動	個別選択活動
12:00〜13:30	昼食・掃除				
13:30〜14:10	全体ミーティング				
14:10〜16:20	アートセラピー Ⓒ / 社会生活データバンク(心理教育グループ) Ⓒ	チャレンジ倶楽部(月ごとに1テーマでいろんなことにチャレンジ) Ⓑ / SST(話し方の練習) Ⓒ	ADL—生活上手 手づくりの会(革細工など) Ⓑ	男性グループ Ⓑ / 新聞編集委員会(壁新聞づくり) Ⓑ	女性グループ Ⓑ / 陶芸サークル Ⓑ
	個別選択活動	個別選択活動	個別選択活動	個別選択活動	個別選択活動

Ⓐ『安全感，安心感の体験』を目標とするグループ
　→他者と居ることや他者との交流に対し安全感，安心感をもつことができる．

Ⓑ『チャレンジ・体験の幅を広げる，自信をつける』を目標とするグループ
　→知識を得る，新しい体験にチャレンジする，技術を高める．

Ⓒ『自己表現，自己理解，スキルアップ』を目標とするグループ
　→自分の気持ちを表現する，自分のことを理解する，対人関係が上手になる．

＜年中行事＞
春バスレク(6月)　1泊キャンプ(7月)　秋バスレク(10月)　文化祭(12月)

うステップアップが必要であったことによる．また，疾患や年齢，生活環境やデイケアへの期待などに違いのある利用者が，共通の目標をもってグループに参加できるようにする必要もあった．

個別対応は，常勤スタッフによる個別担当制で行っている．担当スタッフはデイケア導入時に利用者と話し合いながら，デイケアの参加にどのような目標をもつか，そのためにグループではどのような体験をすることを目指すかを利用者と共有し，参加する日数や曜日，参加するグループについて決める．また，利用者への導入面接やデイケアに至るまでの情報から「デイケア・リハビリテーション計画」（表4-4）を作成し，他のスタッフとも支援の方法を検討し共有している．担当スタッフはデイケアの利用の仕方の相談以外に，症状の管理，生活上の細々したこと，デイケア内外での人との付き合い，家族との関係，他の支援サービスの利用などの相談を受け，利用者とともに対処方法を考える．そして，利用者自身が対処するのを見守る場合と一緒に対処する場合とがある．たとえば，必要があれば一緒に服薬セットや家計簿づけをしたり，他の支援サービス利用のために同伴外出をすることもある．一方，利用者はデイケア全体の活動の中で担当以外のスタッフと関わることも多く，担当であるか否かにかかわらずスタッフは利用者から個別に相談を受けることもある．担当以外の利用者から相談を受けたスタッフは，担当スタッフに情報を集約したり，スタッフ間で対応を検討したりしている．このように複数のスタッフが1人の利用者に関わるのも個別対応の1つと位置づけている．

家族への支援については年2回家族懇談会を開催し，レクチャー（病気，薬，福祉制度などのテーマ）と意見交換を行っている．また，担当スタッフは，家族からの相談への対応や家族に利用者や主治医なども加えての支援会議に参加することもあり，これらも個別対応の一環として位置づけている．

（4）期　間

長谷川病院のデイケアは利用期限を設定していない．これは開設当初は地域の支援サービスが少なかったことや，病院の中でデイケアが長期入院患者への退院後の支援や，年齢が若くて症状の安定化に時間を要する患者のプログラムとして期待されたことによる．しかし（1）「支援の目標」と（2）「利用者」の項で述べたように利用継続者は予想以上に増加した．そこで2000年より「デイケア・プラン」（表4-5）を作成し，毎年4月と10月にデイケアでの活動と日常生活を利用者と振り返り，次の6カ月の目標と支援計画を立てることとした．次の6カ月で地域の他の支援サービスを利用する準備をしたり，デイケアを退所する準備をしたりという利用者が徐々に出てきている．この「デイケア・プラン」は，利用者の日常生活を振り返ることで利用者のニーズを把握できるという効果もあり，プログラムの見直しにも役立っている．

（5）スタッフ

2003年当時のデイケアは専任の医師以外に常勤スタッフ7名（看護師1名，作業療法士2名，精神保健福祉士等2名，臨床心理士2名）と，数名の非常勤スタッフおよびグループ講師により構成されていた．

デイケアの集団活動では担当以外のスタッフが関わることも多く，おのおのの利用者の状況

表4-4 デイケア・リハビリテーション計画（No.1）

		作成　　年　月　日
		デイケア担当：

ID　　　　　　　氏名　　　　　　　　　　　男・女　　生年月日　年　月　日（　歳）
診断名　　　　　　　　　　合併疾患　　　　　　Dr.　　　　PSW

治療歴	
他科歴	
家族構成	生活歴
入院時の状況	入院時の状態	
	入院中の様子	
将来の希望	
本人参加目的	
現況	家族との関係	経済状況
	個人衛生	金銭管理
	生活リズム	服薬
	余暇の取り方，過ごし方	
	興味・関心	
	病気への対処	
	再発サイン・悪化時の兆候	
	対人関係 ・DCメンバーとの関係　・DCスタッフとの関係	
	デイケア以外の対人関係 ・最低限の近所付き合い　　　・協調性 ・友人などとの付き合い　　　・自発性	
	グループへの参加	
	社会資源の利用状況	
	その他	
将来設計	本人の希望　・就学　・就職　・社会資源利用　・その他（　）	
	意欲	
	準備性	
	今後利用が考えられる資源	

（No.2へ）

表4-4 デイケア・リハビリテーション計画（No.2）

氏名　　　　　　　　　
デイケア担当　　　　　
作成　　年　　月　　日

リハビリテーションゴール

長期目標（期間　　　　）

短期目標（期間　　　　）

スケジュール

問題点

アプローチ

受け入れ会議でのコメント

主治医コメント　　　　　　　主治医サイン　　　　　（　年　月　日）

ケースワーカーコメント　　　担当ケースワーカーサイン　（　年　月　日）

その他コメント　　　　　　　　　　　　　　　　　　　（　年　月　日）
※上記以外の関係職員（訪問看護師，作業療法士など）が記入する．

長谷川病院デイケア科作成＜転載・無断使用厳禁＞

表4-5 デイケア・プラン

(デイケア評価表—1/2)
(　　年　月　日)

デイケア・プラン

ID　　　　　　氏名　　　　　　　　Dr.　　　　　PSW　　　　　DC担当

1. あなたの将来の目標は何ですか.

2. あなたのデイケアでの目標は何ですか.

3. デイケアでの過ごし方の振り返り

	自分で できる	声かけが あればできる	手伝いが あればできる	できない
①決められた日に参加できる.	4	3	2	1
②グループと個別選択活動にバランスよく参加できる.	4	3	2	1
③休憩室やソファーで必要に応じて休みがとれる.	4	3	2	1
④ミーティングや話し合いに参加できる.	4	3	2	1
⑤スタッフやメンバーと適切に交流できる.	4	3	2	1
⑥活動の準備・片付けや掃除などを協力して行うことができる.	4	3	2	1
⑦行事や外出に参加できる.	4	3	2	1
⑧必要に応じてスタッフに相談することができる.	4	3	2	1
⑨休みや遅刻など必要なことを連絡できる.	4	3	2	1

(つづく)

(デイケア評価表―2/2)

4. 日常生活の振り返り	自分でできる	声かけがあればできる	手伝いがあればできる	できない
①起床・就寝・食事など，規則正しい生活ができる．	4	3	2	1
②更衣・入浴など，身の回りの清潔を保つことができる．	4	3	2	1
③適度に睡眠をとることができる．	4	3	2	1
④規則正しく忘れずに服薬できる．	4	3	2	1
⑤調子の悪い時，自分で気づくことができる	4	3	2	1
⑥一人の時間を自分なりに過ごすことができる．	4	3	2	1
⑦小遣いや生活費のやりくりができる．	4	3	2	1
⑧電車やバスなどの交通機関が利用できる．	4	3	2	1
⑨掃除・洗濯などの家事をする（手伝う）ことができる．	4	3	2	1
⑩友人・知人と適切に付き合うことができる．	4	3	2	1
⑪家族と適切に付き合うことができる．	4	3	2	1
⑫無理のない約束ができる．約束を守ることができる．	4	3	2	1

5. 次の6カ月で，デイケアをどのように利用しますか．

今後のスケジュール

6. デイケア以外の社会資源をどのように利用しますか．

私のデイケア目標の達成に向かってデイケアに参加します．
　　　　　　　　　　　　　　　　　　　　　協力します．

氏名　　　　　　　　　
DC担当　　　　　　　

Dr.コメント

（　月　日　サイン）

長谷川病院デイケア科作成＜転載・無断使用厳禁＞

や対応に関してスタッフ間で共通理解をもつために，担当スタッフが作成した「デイケア・リハビリテーション計画」(表4-4)をもとに，受け入れ会議で利用者の情報を共有し支援の方法を検討し合っている．担当スタッフの個別の関わり方と集団活動におけるスタッフの関わり方を検討し，目標に向かってデイケア全体として利用者に適切な支援ができるよう確認している．

日々の活動では，毎朝の申し送りと毎夕の記録の時間がスタッフ同士の情報交換の場となる．活動場面で得られた情報を担当スタッフに集約したり，全員で共有したり，また，担当スタッフから利用者に関する新しい情報を提供したりというやりとりが行われる．

スタッフが支援に困難を感じた時は適宜ケースカンファレンスを開催するが，開催の提案は担当スタッフだけに限らない．担当スタッフではないデイケアスタッフ，あるいはデイケア外で関わっているスタッフ(訪問看護師，精神保健福祉士，作業療法士など)の提案によって開催することもある．またスタッフ同士で検討する時と，スーパーバイザーを依頼する時がある．

デイケア全体の支援のあり方を見直すためのスタッフミーティングは，年度末に数カ月をかけて行っている．その際には，利用者の特徴を分析し，全体の支援のあり方を検討し，集団活動の見直しを行っている．

▶ 今後の課題

医療機関で実施されているデイケアを支援のあり方を特徴づける側面ごとに整理し，デイケアの一例を紹介した．デイケアの支援というと集団活動，グループ活動のあり方に目がいきがちである．もちろんこれはデイケアの特徴的な支援の手段であるが，支援の一側面にすぎない．支援の目標，対象，方法，期間，スタッフの5つの要素が関連し合ってダイナミックにデイケアの支援は成り立っている．

今後，医療機関にあるデイケアが地域支援の一役を担っていくためには，その機能や役割を明確にし，提供できるサービスを具体的にしていくことが大きな課題である．近年，うつ病に対する就職・復職支援[10]や急性期入院治療に対応したデイケア[11]などのように，対象者のニーズに対応してデイケアの機能分化を図る動きがみられるのは，課題の解決への一つの方向性と考えられる．また，利用者の個別性を重視した支援，特に利用者と共同で生活の目標設定や支援計画の策定をすることや，利用者一人一人を中心にして地域の支援サービスと連携しネットワークを作ることを積み重ねることによって，デイケアのサービスを明確にしていくことも重要と思われる．

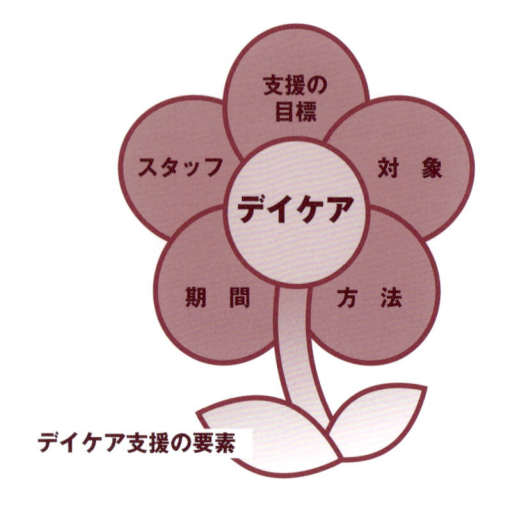

デイケア支援の要素

● 引用・参考文献

1) 厚生問題研究会監修：我が国の精神衛生 昭和58年度版．厚生環境問題研究会，1984．
2) 山根　寛：精神科デイケアの転機．作業療法ジャーナル，29(7)：532-537，1995．
3) 堀内久美子，山根　寛：過渡期にある精神科デイケア．作業療法，21(2)：102-108，2002．
4) 精神保健福祉研究会監修：我が国の精神保健福祉（精神保健福祉ハンドブック）平成14年度版．太陽美術，2003．
5) 厚生労働省：中央社会保険医療協議会総会（第142回，平成21年3月25日）資料，2009．
http://www.mhlw.go.jp/shingi/2009/03/s0325-9.html
6) 障害者生活支援システム研究会編：障害者自立支援法活用の手引き 制度の理解と改善のために．かもがわ出版，2006．
7) 厚生労働省：精神保健医療福祉の改革ビジョン，2004．　http://www.mhlw.go.jp/topics/2004/09/tp0902-1.html
8) 竹島　正：精神科デイケア—今日的課題と将来像．精神神経学雑誌，108（12）：1295-1300，2006．
9) 池淵恵美：新たなデイケアモデルの提案—地域ケア時代のデイケア．精神神経学雑誌，108（12）：1317-1322，2006．
10) 五十嵐良雄：うつ病，不安障害を対象としたデイケア．精神科臨床サービス，7：394-397，2007．
11) 辻　貴司：急性期入院治療の強化に対応した精神科デイケア．精神科臨床サービス，7：338-343，2007．
12) 村田信男，浅井邦彦編：精神科デイケア．医学書院，1996．
13) 精研デイ・ケア研究会編：改訂精神科デイ・ケア．岩崎学術出版社，1997．
14) 山下清次：精神科デイケアにおける援助構造の検討．作業療法ジャーナル，30(10)：793-797，1996．
15) 大丸　幸：精神科領域におけるデイケア（ナイトケア）の援助構造．作業療法ジャーナル，31(6)：548-557，1997．
16) 田原明夫：今後のデイケアに求められるもの．デイケア実践研究，5(1)：7-21，2001．
17) 井上新平，掛田恭子，福澤佳恵，惣田聡子，藤田博一：転機をむかえたデイケア．デイケア実践研究，6(1)：6-12，2002．
18) 大森まゆ，安西信雄：わが国における精神科デイケアの様々な形態と今後のありよう．精神科臨床サービス，7：316-321，2007．

第5章 訪問看護

1) 訪問看護における援助の特徴

▶ 精神訪問看護の目的と焦点

　訪問看護は，精神障害者の地域生活の維持・社会参加の促進にきわめて有効であり，精神保健医療の地域化において欠かすことのできない重要な役割を担っている．

　精神訪問看護の目的は，「その人なりのライフスタイルによる社会生活の維持・社会参加の促進」と言うことができる．訪問看護においては，対象者のライフスタイルを尊重しながら，自己決定を支援していく姿勢が基本となる．

　精神障害は，生活習慣病などの慢性疾患と同じく「**疾患と障害の共存するタイプの障害**」にあたる．したがって，精神障害者への訪問看護では，疾患をコントロールしながら，生活能力

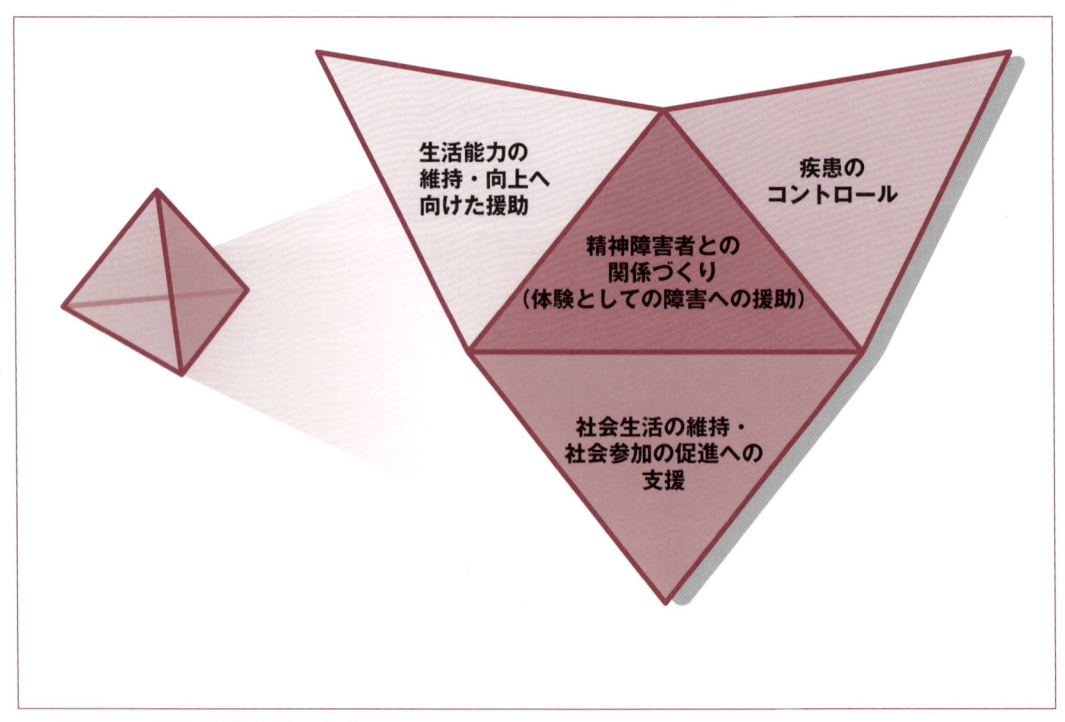

図5-1　精神訪問看護の焦点

の維持・向上へ向けた援助を行い，社会生活の維持・社会参加の促進を支援することが焦点となる．

すなわち，精神訪問看護の焦点は，以下の3つに要約できる[1]．
① 疾患のコントロール
② 生活能力の維持・向上へ向けた援助
③ 社会生活の維持・社会参加の促進への支援

加えて，精神訪問看護の場合には，精神障害の特徴を踏まえ，対象である「精神障害者との関係づくり」を通して，その自我を支えながら援助を行っていくことが大きな特徴として挙げられるであろう（図5-1）．

精神障害の特徴と訪問看護における援助

前述したように，精神障害は「疾患と障害の共存するタイプの障害」であり，その障害の性質は，「**精神機能の障害**」「**生活能力の障害**」「**社会的不利**」，「**体験としての障害**」の4つのレベルで捉えられる（図5-2）[2]．

精神障害者への訪問看護においては，これら4つの障害レベルの特徴をよく理解した上で，対象者への援助を行っていくことが大切となる．

ここでは，精神障害の各障害レベルの特徴を踏まえながら，精神訪問看護における援助の焦点についてそれぞれ述べていくこととする．

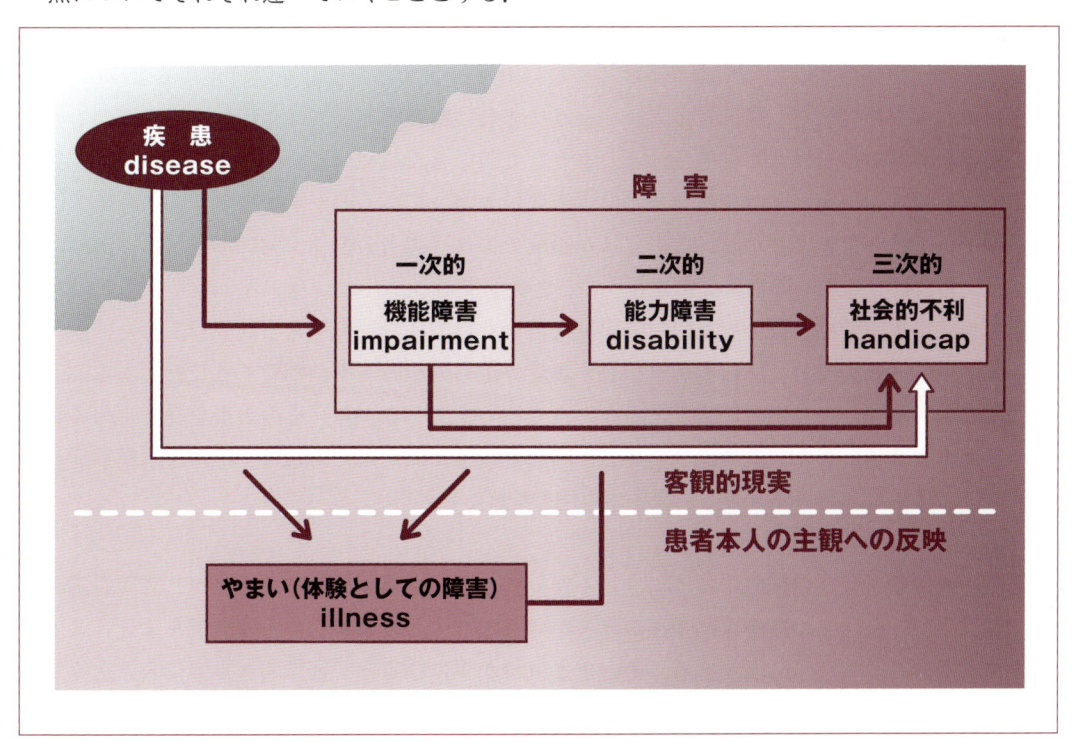

図5-2　疾病と障害の相互関係
（蜂矢英彦：精神障害者の社会参加への援助．p.93，金剛出版，1991より）

（1）疾患のコントロール
① 「精神機能の障害」と生活の維持

　疾患のコントロールにおいては，「精神機能の障害」を理解することが基本となる．「精神機能の障害」により，さまざまな精神症状が出現する．精神訪問看護の対象者の診断名の多くを占める統合失調症の場合には，代表的なものとして，幻覚，妄想，精神運動性興奮など，いわゆる陽性症状と呼ばれる症状群がある．また慢性期に典型的な症状として，意欲の低下，感情の平板化，思考判断力や疎通性の低下などの陰性症状群がある．しかし，慢性期においても，陽性症状をもち続ける人もおり，陽性症状と陰性症状の比率は，患者によりさまざまである．

　生活の維持という観点からみれば，実際には軽い幻覚・妄想をもっていても，それがある程度自己コントロールの範囲内であれば，社会生活が十分可能な場合が多い．たとえば，幻聴をもち続けていても，「幻聴が聞こえてきたら音楽を聴く」など，対象者なりの幻聴との付き合い方を身につけ，社会生活を維持している場合もある．また頑固な妄想をもち続けていても，それが心の中で限局した形で存在するだけで，妄想の世界と現実の世界の住み分けができており，社会生活を送る上で何ら支障をきたさない場合もある．

　訪問看護においては，社会生活の維持という観点から症状が査定されるのであり，たとえ幻覚・妄想などの陽性症状があっても，社会生活に支障をきたさなければ，それ自体で問題とされることはない．

　しかし，患者自身が幻聴や妄想を苦痛に感じたり，それによって生活に支障をきたしているような場合には援助が必要になってくる．幻聴の苦しさなどを患者が自ら表現してくる場合には，病気の症状として掘り下げることはせず，まずその苦痛を受け止めるようにして，具体的な対処方法を一緒に考えていくようにする．看護師としては，症状の軽減そのものに焦点をあてるのではなく，生活にどのような支障をきたしているのかという観点から，具体的な生活上の問題として，症状とどのように付き合っていくのかを患者と一緒に考えていく姿勢が基本となる．しかし，その症状が過度であり，患者の苦痛が強い場合には，医師に伝え，処方調整のための情報提供を行うことも大切である．

　患者によっては，長い病歴の中で次第に自分なりの病識が芽生え，訪問看護師との信頼関係が形成されてくれば，自ら病気に対する受け止め方や考えを話してくることがある．この場合も，患者の自我を脅かすことのないよう極力配慮しながら，その表現を受け止めることを基本とする．また，このような病識に関わる言葉が聞かれた時には，その後の精神症状の観察には特に注意を払うようにする（事例1参照）．

② 「不安」の理解と悪化の防止

　一般に精神症状の根底にあるのは「不安」であるという認識をもつことが，訪問看護の際に役立つ．生活上の些細な出来事がきっかけとなり，対象者の心に不安の種をまき，ストレスを増大させていくことがある．そのまま気づかずにいると，妄想的な世界に入り込み，周囲に不信感を抱いたり，攻撃的な気持ちとなっていったりと症状悪化につながる場合もある．また，一般に妄想まで発展していなくても，精神障害者は対人関係に過敏なところがあり，被害的な関係念慮をもちやすい傾向にある．対人関係によるストレスが症状悪化を招いたり，

社会生活上の困難を生み出したりすることもしばしばある．たとえば，隣の人に気を使い，極端に物音を忍ばせた生活を送ったり，反対に周囲の人が出す生活騒音を自分への嫌がらせとしてとったりするなどである．現実に社会の中に精神障害者に対する根深い偏見がある以上，こうした反応は必ずしも事実無根の妄想だとばかり決めつけられない側面もあるが，このような被害念慮をもち続けた生活が，強い緊張による疲労をもたらすことは明らかである．

もし精神症状が悪化してしまった場合には，よほど関係性ができている場合でも介入が難しくなる．結果的に本人にとっても好ましくない形で治療に結びつけざるをえないということともなり，この事態は極力避けなければならない．そのためにも，普段から対象者の話によく耳を傾け，不安を軽減するとともに現実的な認知を支えることによって，精神症状の悪化を未然に防ぐことが何よりも大切となる．

しかし，万が一精神症状が悪化してしまった場合には，対象者の上記のような内面を十分に予測・想定した関わりが必要となる．特にその訪問が，精神症状が悪化した時点での初めての訪問である場合には，関係性ができていないことが相手に対する何よりもの脅かしになることを心得て，訪問看護師が援助者であることを伝えながら，必ず複数の者で介入するようにして，訪問看護師自身の安全も確保するようにする．

③ 精神状態の観察と症状悪化の早期発見

「疾患のコントロール」においては，症状悪化の予防・早期発見のために，精神・身体状態の観察がまず何よりも基本となる．

精神状態は，訪問場面での相手の言動，表情，身だしなみなどの外見，生活状況などから観察される．その際，普段からの対象者との関係性に基づいた「いつもと違うな」というような直感がまず大切となってくる．また精神症状の悪化は，睡眠状態によって最もよく表されるので，睡眠状態を把握することも大切である．

さらに，過度な不安・緊張がないか，対人関係に過敏な様子がみられないかなども重要な観察ポイントである．対人関係上で被害的な話が聞かれたり，逆に，誰かに対する不満などの話が聞かれる場合には，何らかの不安・緊張状態として把握することができる．訪問看護の場面においては，それが事実からかけ離れた妄想的なものになっていないか，睡眠や他の身体症状にまで影響を及ぼすほど強い緊張状態になっていないかなどが査定のポイントとなる．

加えて，訪問看護においては，観察によって対象者の精神状態を把握するのと並行して，対象者の気持ちを受け止め，現実的な認知を支えることによって不安を軽減する関わりを行うことが大切である．看護師の不安を察知する能力によって，観察とケアが同時に行われる点が，訪問看護の技術であり，力であると言うことができる．

④ 服薬の確認

怠薬は，精神症状の悪化につながるので，服薬状況の確認を行い，必要に応じて「服薬チェック表」をつくったり，患者の飲みやすい形での薬のセットを手伝ったりして，薬の飲み忘れがないよう工夫する．ただし，患者に怠薬がある時には，単純な飲み忘れの場合から，病識の欠如，副作用が強い場合，服薬に対する何らかの抵抗感が存在する場合まで，その原因もさまざまである．

看護師は怠薬の原因を把握するよう努めるが、その際も患者の怠薬を責めるような詰問になることを避け、患者の服薬に対する気持ちや考えを受け止めるよう接していくことが大切である。訪問看護師との関係ができていれば、患者から薬に対する抵抗感について話をしてくれることもある。何らかの怠薬の原因が聞かれた場合には、まず、医師にそのことを患者自身で伝え、相談するよう支持するが、患者自らがそれをできない場合には、訪問看護師から医師に情報を伝え、処方の調整を検討してもらうことも必要である。

⑤ 生活状況の把握

精神状態の悪化は、生活状況の変化となって現れることが多い。したがって、睡眠・起床などの生活時間の変化や行動範囲の変化、部屋の乱雑さ、過食や乱費、性的逸脱行動などの生活行動の変化も、重要な観察ポイントである。また、このような変化をつかむためには、一方で良い状態の時を知っておき、生活技能の不得手と病状の悪化との違いを見極められるようしておくことも大切である。

なお、近親者の死、家族状況の変化、仕事上の変化、経済的問題、引越し、主治医の交代など、生活上に大きな変化があった時には、精神状態の悪化が起こりやすいので特に注意して観察を行うようにする。

⑥ 身体状態の観察

精神状態の悪化が身体的不調として、身体症状となって表れることもある。極度の緊張が筋緊張の亢進として、首・肩・腕などの身体のこわばり、扁形や痛みとなって現れる場合もあるし、動悸などの循環器症状、下痢・嘔吐などの消化器症状、湿疹や円形脱毛症などの皮膚症状として現れる場合もある。身体症状が出現した場合には、それが精神状態の悪化のサインの１つである可能性を考慮しながらも、身体的な検査や治療にきちんとつなげていくことがまず大切である。適切な身体治療が、同時に患者の精神的なケアともなることは明らかである。

同時に、身体症状が出現する前の対象者の生活状況を振り返り、何らかのストレス因子がその背後になかったかを再度査定することも大切である。もし、過剰なストレスがかかっていたと考えられる場合には、対処策をチームで検討することもでき、対象者のその後の生活の安定に役立てることができる（事例2参照）。

精神障害者の高齢化に伴い、身体合併症を抱えた人への訪問も増加している。もともと向精神薬の副作用や、過飲水・食生活の乱れなどの生活習慣によって、肥満・糖尿病・高脂血症・肝機能障害などの身体合併症をもつ精神障害者は多い。したがって、身体状態の観察とケアは、精神訪問看護の重要な役割の１つとして位置づけられるであろう（事例3参照）。

⑦ 症状悪化の早期発見とネットワークづくり

普段から関係ができていて、精神状態の変化が十分観察できていれば、精神状態の悪化もある程度予測可能である。しかし訪問看護の弱点は、24時間観察できない点にある。状態の悪化が予測される場合には、訪問間隔を短くしたり、他の人的資源を活用したり、患者を取り巻くネットワークから情報収集をしたりして、症状の悪化を早め早めに防ぐ関わりがなによりも大切となる。万が一、症状が悪化してしまった場合にも、対象者を取り巻くネットワークから訪問看護師にスムーズに情報が伝達されるよう、普段から対象者を取り巻くネット

表5-1 疾患コントロールの観点から精神訪問看護において重要となる機能

- 精神症状の観察・把握
- 身体症状の観察・把握
- 生活状況の把握
- 定期的な服薬の確認
- 悪化のサインの共有
- 対象者を取り巻くネットワークからの情報収集とネットワークづくり
- いざという時入院を勧められる関係づくり
- 訪問看護師以外にも治療的介入をできる人的資源の確保
- 休息入院を受け入れる病院との連携

(田中美恵子:精神訪問看護の基礎.訪問看護と介護,7(1):6〜11,2002より一部改変)

ワークづくりを行っておくことも大切となる．

訪問看護の目的はあくまでも地域生活の維持にあるが，必要な場合には，対象者が気軽に医療機関を利用できるよう，普段から対象者の認識に働きかけておくことも大切である．また，悪化防止のために，悪化のサインを対象者と共有し，対象者自身の症状対処技能を高めておくことも重要となろう．

時には危機的状況で，訪問場面において受診や入院の必要性の判断を問われる場合もある．主治医との連携のもと，「いざという時に入院を勧められる関係づくり」も大切となろう．

「疾患のコントロール」の観点から，精神訪問看護において重要となる機能を表5-1に示した．

(2) 生活能力の維持・向上へ向けた援助

①「生活能力の障害」と対応の心得

精神訪問看護の主たる対象者である統合失調症者の場合，陰性症状のために生活能力の障害が現れてくる．具体的には，衣食住などの生活技術が下手になったり，仕事の手順や要領が悪くなったり，細かいことにこだわって前に進めなくなったりと，生活上の不器用さとして現れる．これらは情報を管理・処理する能力，注意を集中する能力，刺激にすばやく反応する能力などの認知能力の障害とも関連するもので，状況の変化に弱いこと，一度にたくさんの課題に直面すると混乱しやすいこと，あいまいな状況に弱いことなどの心理的特徴をも生み出している．

訪問看護において日常生活の支援を行う際にも，こうした精神障害者の生活能力の障害をよく理解した上で対応することが大切となる．

具体的には，以下のような心得が挙げられる[1]．

① 日常生活の指導（銀行の利用の仕方，湯沸かし器の使い方，コインランドリーの使い方，掃除の仕方など）は言葉だけでなく，一緒に行動しながら行うようにする．

② はっきりと具体的に言い，遠回しの表現はしない．

③ 一度にいろいろなことを言わないで，1つずつ段階を追って説明する．
④ 少しの変化でもそれを認め，具体的にさりげなくほめる．
⑤ 考えの整理を助け，混乱している時には，具体的に指示する．

② 具体的な生活援助

生活援助としては，食事，排泄，清潔行為，余暇の過ごし方，睡眠，安全，健康管理，金銭管理，人付き合い，生活用品の調達などがある．

日常生活は，その人なりの価値観に基づくものであり，あくまで相手のライフスタイルを尊重した関わりが基本となるが，生活の乱れが精神症状の悪化につながることもある．訪問看護師側の価値観を押しつけず，精神状態安定のためのライフスタイルを守りつつ，生活能力の維持・向上へ向けた援助を行っていくことが基本となる．

具体的には，表5-2に示すような援助内容がある．

それぞれの援助項目において，対象者のセルフケアレベルを査定し，過度な援助を行うことを避けることも重要である．それぞれが，全面的に援助が必要なレベルなのか，一緒に行うレベルなのか，声かけや指導が必要なレベルなのか，1人で行えるレベルなのかを査定し，いたずらに何でも代わりに行ってしまうのではなく，患者自身がまず自分でやってみるよう働きかけ，生活能力の向上に向けて根気よく支援する．

対象者によって，どの援助に重点が置かれるかには違いがあるが，地域生活を送る精神障害者の場合，食事，清潔，金銭管理が重要な援助となる場合が多いようである．

食事は対象者の能力に応じて自宅調理にこだわらず，レトルト食品・インスタント食品の使用，コンビニの活用，外食の援助なども加える．また，食事は単に栄養補給だけでなく，

表5-2 精神障害者の生活能力の維持・向上へ向けた援助

項　目	具体的な内容
食　事	食料品の購入，調理方法，外食の方法，栄養バランス，水分出納
排　泄	排泄習慣，便秘・下痢への対処
清潔行為	身だしなみ，更衣，衣類の購入，衣替え，入浴，洗濯，掃除，ゴミ処理など
余暇の過ごし方	週間スケジュール，趣味，娯楽
睡　眠	睡眠習慣，睡眠状態の把握
安　全	ガス・電気製品・火気・タバコの取り扱い，家の閉じまり
健康管理	健康状態の把握，ケガや病気の時の対処
金銭管理	家計簿のつけ方，銀行の利用の仕方，光熱費の振り込み，生活保護や障害年金の受け取り・手続き
人付き合い	家族，近隣，友人関係，異性との付き合い
生活用品の調達	蛍光灯の取り替え，水道のパッキンの取り替え，エアコン，暖房器具の購入など

食べる楽しみも大切にした援助が重要であろう．

　清潔行為は，社会性の確保の意味でも重要である．極端に汚れた衣類や季節にそぐわない服装や奇異な服装は，社会的不利益を助長する．対象者のプライドに配慮しながら働きかけていくようにする．掃除の頻度などを，対象者との話し合いのもとに無理のない範囲で設定し，紙に書いて確認できるようにしておくことも役に立つ場合がある．清潔行為の中でも，ゴミ出しは市町村によっても規則が違い，地域生活の支援においては気を使う部分である．ゴミの出し方の確認を行い，カレンダーに書き込むなど，対象者にわかりやすいような工夫も必要である．

　また，金銭管理は，地域においては死活問題である．家計簿・小遣い帳をつけるなどを勧める必要がある場合もあるが，それも形式にはこだわらず，レシートをノートに貼って，毎日それを合算するなど，簡便な方法の工夫も必要である．

　以上の食事，服薬，清潔行為などを兼ねた「**生活チェック表**」などを対象者の必要に応じて作成し活用することも役に立つ（表5-3）．

表5-3　訪問看護生活チェック表

ID	氏名						
飲んだら○を付ける	( )	( )	( )	( )	( )	( )	( )
くすり							
朝起きた時間							
寝た時間							
食事メニューを記入　朝							
昼							
夕							
間食・飲みもの							
入浴							
①洗濯②掃除							
備考							

長谷川病院看護部（訪問看護室）作成

一般に精神障害者は生活経験が乏しく，十分な生活技能をもっていない場合が多い．また，必要に応じて自分から訴えることの苦手な人が多い．対象者の生活技能・対人関係技能の乏しさに配慮し，配食サービスやホームヘルパーの導入など各種のサービスを整えたり，生活用品の購入計画を一緒に立てたりと，生活の便宜を図る手助けをすることも重要である．

　生活援助は，訪問看護の主要な部分を占めるが，その内容は多岐にわたり，しかも対象者ごとに求められる援助のありようが違い，訪問看護師はそのつど，工夫を求められる．しかし，どのような場合にも看護師の価値観を押しつけることなく，対象者の自己決定を尊重しながら，生活能力の維持・向上へ向けた援助を行うという原則には変わりがないであろう．

（3）社会生活の維持・社会参加の促進への支援

①「社会的不利」と社会生活の維持・社会参加の促進

　社会生活の維持・社会参加の促進は，これまでに述べた「疾患のコントロール」「生活能力の維持・向上へ向けた援助」の延長線上に達成されるものである．しかしここでは，精神障害者の「社会的不利」という障害レベルの観点から特に重要とされる援助として，就労・所得・住居への援助と，社会福祉サービスの活用，ケアネットワークづくりに焦点をあてて述べていくこととする．これらの援助は，精神障害者の生活基盤の確保を促し，ひいては社会生活の維持・社会参加の促進に貢献するものと言えるであろう．

② 就労・所得・住居への援助

　就労の援助としては，具体的には，公共職業安定所（ハローワーク）や障害者職業センター，精神障害者社会適応訓練事業などの各種社会資源が活用できるよう援助することや，段階的な職業訓練の場として，就労移行支援事業所や就労継続支援事業所への導入などが挙げられる．

　所得の確保としては，就労によるほか，生活保護や障害年金，自立支援医療の申請手続きなどの援助がある．住居の確保としては，不動産業者との折衝によるアパートの確保や保証人の確保，福祉ホームやグループホームへの紹介・導入などが挙げられる．

　これらの福祉的援助は主に精神保健福祉士（PSW）の担当となるが，訪問看護師としても対象者の意向を確認し，PSWに情報を提供しながらチームの一員として援助を行っていく．また，このような福祉的援助が導入される場合，対象者の生活状況が変化することが多く，それに伴って対象者に心理的な揺れが起こることが多い．訪問看護師としては，こうした変化の時期に対象者の身近な相談相手となり，その意向を確認したり，時にその代弁を行いながら，対象者を心理的に支える役割をとることが大切である．このように多職種による援助が行われる場合にも，対象者の自己決定を尊重し，その意思を確認しながらチームで援助を行っていくことが基本であり，その場合，訪問看護師は対象者の最も身近な相談相手として，本人の権利を擁護していく立場をとることが期待される．

　長い入院生活のあとの退院であっても，地域生活がしばらく安定してくると，仕事をしたいという気持ちをもつ人が多いようである．求人案内をみて，実際に就職活動をはじめたり，資格を取るために講習に出かける人もいる．仕事をもつことに対して訪問看護師が相談を受けることも多い．看護師としては，仕事をすることによって精神的なバランスを崩すのでは

ないかと心配になることもあるが，本人の自己決定を尊重しつつ，無理のない仕事の選択ができるよう援助することも大切である．

地域生活の諸々の問題では，いったいどこまで医療者が関わってよいのか迷う場面も出てくるが，訪問看護師としては，患者・家族の自己決定を尊重しつつ，あくまで対象者自身の疾患のコントロール，生活の維持という観点から，専門家としてのアドバイスや援助を提供していくことが基本となる．

③ 社会福祉サービスの活用

さらに，ホームヘルパーや給食サービスの導入など，社会福祉サービスを活用することも，精神障害者の社会生活の維持の観点から重要である．

1999（平成11）年の精神保健福祉法の一部改正により，グループホーム（精神障害者地域生活援助事業），ホームヘルプ（居宅介護等事業），ショートステイ（短期入所事業）の3つからなる「精神障害者居宅生活支援事業」が導入され，市町村を中心に，2002（平成14）年から実施された．また精神障害者ケアマネジメントも2003（平成15）年から導入開始された．今後は，このような各種の社会福祉サービスの調整は，「ケアマネジメント従事者」のもとで行われていくことになるが，ケアマネジメント従事者と訪問看護師との役割分担や連携のあり方は，今後実践を通して検討していくことが求められるであろう（事例2参照）．

④ ケアネットワークづくりと生活圏拡大への援助

このほかに，作業所，病院デイケア，保健所デイケア，地域生活支援センターへの導入など，日中の活動の場を確保する援助も大切である．地域生活が安定してくるにつれ，対象者自身も，地域で友人をつくったり，これまでと違う行きつけの場所をみつけたりとその生活範囲を拡大していくことが多い．しかし一方で，決められた生活範囲のほうが安定する人もいるので，あくまで，個人個人に合った方法で，その生活圏をともに考えていくことが大切であろう．

いずれにせよ，必要に応じて，家族・近隣・友人との関係づくりの支援を行い，地域におけるケアネットワークを生み出すよう支援することが重要である．

また，地域生活が安定してくると，恋愛や結婚の話が出てくることも多い．健康な反応として認めながら，訪問看護師としては，やはり対象者の自己決定を尊重しつつ，疾患のコントロール，生活の維持という観点から，アドバイスや支援をしていくことが大切である．

（4）「体験としての障害」への援助－精神障害者との関係づくり

精神機能の障害，生活能力の障害，社会的不利は，精神障害者の中でバラバラに切り離されて存在しているのではなく，障害者の主観的世界の中で捉えられ統合される．この障害者の主観的世界の中で捉えられた障害の体験が「体験としての障害」といえる[3]．

これまで述べてきた「疾患のコントロール」「生活能力の維持・向上へ向けた援助」「社会生活の維持・社会参加の促進への支援」もすべて，対象者の「体験としての障害」を通して，その自我を支えながら行っていくことが基本となる．

そのためには，精神障害者の自我の脆弱さをよく理解した上で，対象者との関係づくりを行っていく．まず訪問看護自体が，相手の自我領域への侵入という性質をもつことを十分にわき

まえ，非介入的な信頼関係の構築に努める．不用意な侵入は脅かしになることを十分に心得て，対象者のペースに合わせてゆっくりと根気よく関係をつくっていく．また時には，長い病歴の中での病識の芽生えとそれに伴う困難な障害受容の過程に付き添うことが，訪問看護師に求められることがある．このような場合にも，病識の芽生えは自我への脅威となることを心得て，そっと見守る姿勢が基本となる．

　訪問看護師は，精神障害者の地域支援ネットワークの重要な一員であり，時にあたかも人生の伴侶のような長い付き合いを対象者ともつこともある．その間，対象者の人生のさまざまな変化をともにすることもあり，その浮き沈みに付き合いつつ，一方で，対象者の成長を目にすることもある．長い付き合いの中で，対象者が自分の生きがいを求め，仕事や結婚という課題に直面する場面に居合わせることもある．これらはすべて，広い意味での対象者の「体験としての障害」への援助とも言えるものであるが，同時に，地域でともに暮らすあたり前の人と人との関係がそこで展開されているとも言えるであろう．

　しかし同時に，訪問の期間が長くなり，どんなに相手との関係性が深くなろうとも，それが契約に基づいた関係であることをわきまえておくことも重要である．

表5-4　精神障害者への訪問サービス[4]

	訪問看護制度	保険医療機関の行う訪問看護	保健所の行う訪問指導
対象者	疾病，負傷等により，居宅において継続して療養を受ける状態にある者で，かかりつけの医師が必要と認めたもの	・入院中の患者以外の精神障害者である患者またはその家族等 ・社会復帰施設等に入所している患者	・精神障害者の診断後，措置入院させられなかった者 ・通院医療公費負担を受けている者 ・主治医，家族等から訪問指導の依頼があった者
サービス	通院困難に陥りやすい在宅療養者（精神障害者）への生活支援を中心とした看護サービス	退院後等の病状不安定期の患者等への外来医療の一環としての看護サービス	地域に生活する精神障害者の受診勧奨，社会復帰支援等のための保健指導
実施主体	指定訪問看護事業者（都道府県知事の指定を受ける），医療法人，社会福祉法人，地方公共団体等	精神科を標榜する保険医療機関	都道府県，政令指定都市，特別区
実施機関	訪問看護ステーション	病院，診療所	保健所
従事者	保健師，看護師，准看護師，理学療法士，作業療法士	保健師，看護師，精神保健福祉士	医師，保健師，精神保健相談員等
費用の支払い	訪問看護療養費	診療報酬	―
利用手続き	指定訪問看護事業者と個人の契約	保険医療機関と個人の契約	保健所業務の一環として保健師等が対象者を公費負担制度の申請等により把握し，訪問

（厚生省大臣官房障害保健福祉部精神保健福祉課・他監修：精神訪問看護研修テキスト 新版．p.69，ぎょうせい，1998より一部改変）

そのためには，訪問の契約時点できちんと訪問の目的や期間，訪問看護師の役割などを明確化し，対象者との間で共有しておくこと，さらに一定の期限が過ぎたら，訪問契約を互いに見直すことが大切である．そうすることによって，訪問開始当初の"気詰まり"や訪問が長くなった時の"なれあい"を防ぎ，相手の生活の場を尊重した「本人らしい生活」への援助が展開できるであろう．

　なお，訪問サービスには保険医療機関からの訪問看護（コラム参照），訪問看護ステーションからの訪問看護（コラム参照），保健所の行う訪問指導がある．表5-4にそれぞれの訪問サービスの比較を示した．

コラム　社会保険診療制度における訪問看護—保険医療機関からの訪問看護

① その医療機関に受診している精神障害者が対象．

② 精神障害者である入院以外の患者またはその家族などの了解を得て，患者宅に訪問し，個別に患者または家族に対して看護および社会復帰指導などを行った場合に，退院後3カ月以内は週5回，退院後3カ月を超える場合は週3回を限度として算定される〔**精神科訪問看護・指導料（Ⅰ）**〕．

　複数の保健師，看護師等が訪問を行った場合，所定の点数に450点追加される．

③ グループホームまたは医師もしくは看護師の配置を義務づけられていない精神障害者社会復帰施設の了解のもとに，これらの施設を訪問して，当該施設に入所，かつ，当該保険医療機関で診療を行っている複数の患者またはその介護を担当するものに対して同時に看護または社会復帰指導を行った場合に，週3回を限度として算定される〔**精神科訪問看護・指導料（Ⅱ）**〕．

コラム　訪問看護制度による訪問看護—訪問看護ステーションからの訪問看護

　1994（平成6）年の健康保険法などの改正により，一般の訪問看護制度が創設された．これにより，65歳以上の老人医療対象者のみでなく，すべての年齢の在宅療養者に対し，訪問看護ステーションからの訪問が行われるようになり，訪問看護ステーションからの精神障害者への訪問も認可された．

　この場合の費用は，健康保険本人の場合は訪問看護療養費，家族の場合は家族訪問療養費として，健康保険の保険者から支払われるとともに，訪問看護サービス利用者から定率の利用料の支払いを受けることになる．

　老人医療対象者の場合は，市町村長から老人訪問看護療養費の支払いを受け，訪問看護サービスの利用者から定額の利用料の支払いを受ける．

　訪問看護基本療養費（Ⅰ）と，**訪問看護基本療養費（Ⅱ）**（精神障害者社会復帰施設などにおいて，同時に複数の利用者に訪問看護を行った場合）などがある．

● 引用・参考文献
1) 田中美恵子：精神訪問看護の基礎．訪問看護と介護，7(1)：6～11，2002．
2) 蜂矢英彦：精神障害者の社会参加への援助．p.93，金剛出版，1991．
3) 宮内　勝：分裂病と個人面接．p.21，金剛出版，1996．
4) 厚生省大臣官房障害保健福祉部精神保健福祉課・厚生省保険医療課・厚生省老人保健福祉局老人保健課監修／社団法人全国訪問看護事業協会協力：精神訪問看護研修テキスト 新版．p.69，ぎょうせい，1998．
5) 石倉秀子：退院後の単身生活自立への援助．セルフケア看護アプローチ，第2版，野嶋佐由美監修，粕田孝行，宇佐美しおり・他著，pp.232～243，日総研出版，2000．
6) 医療法人社団碧水会長谷川病院看護部：訪問看護ガイドライン．セルフケア看護アプローチ，第2版，野嶋佐由美監修，粕田孝行，宇佐美しおり・他著，pp.244～247，日総研出版，2000．
7) 田中美恵子：精神障害者のリハビリテーション看護．TACSシリーズ11精神看護学，中西睦子監修，安藤幸子，岡谷恵子，近澤範子編著，pp.35～44，建帛社，2000．
8) 坂下利香：訪問看護．やさしく学ぶ看護学シリーズ 精神看護学，田中美恵子編著，pp.221～234，日総研出版，2001．

2) 援助の実際

　ここでは，いくつかの事例を通し，訪問看護の援助の実際とそのポイントについてまとめることとする．

　なお，以下の事例は，プライバシー保護のために，事例の主旨を損なわない程度に修正を施している．

事例1　陽性症状をもち続けるAさんへの10年余にわたる地域生活の支援

事例の概要：Aさん，50歳代，男性．診断名は統合失調症．20歳代に初回入院．その後これまでに10数回の入退院後，訪問看護を開始し，以後10年余り地域で比較的安定した生活を継続している．

　Aさんは単身アパート生活をしている．地方の出身であり，土地柄から精神科疾患への偏見が強く，Aさんの病気については近所に伏せており，兄弟の配偶者にも話していない．母親が時々Aさんのアパートに来て生活を支えてきたが，母親も年をとり以前ほどAさんのアパートへ来られなくなってきている．

　外来，デイケア，訪問看護のサポートで，地域での生活を継続できている．

経　　過：主な精神症状としては，幻聴と「発声」（幻聴の一歩手前の「思考化声」のような症状を患者が名づけている）である．幻視・幻覚を中心とした陽性症状の激しい時期には不穏となり，入院して個室での隔離が必要な場合もあった．幻聴を行動化し，所持品を捨ててしまうことや，浪費傾向があり，地域生活を行う上で介入が必要であった．

　訪問看護導入前は退院しても，地域生活が継続できる期間は2～3カ月から1

年くらいであった．ケースワーカーからすすめられ，デイケアに通いやすく訪問も受けられる病院の近くへ転居した．その後，外来主治医より，「単身生活について意欲はあるが暮らしぶりはかなり乱雑になりがちであり，患者の機能レベルが落ちているため，具体的な生活上のアドバイスなどのサポートをしてほしい」と，訪問看護の依頼があり，①精神症状の観察と悪化の早期発見，②生活技能の援助，③精神的サポートなどを目標に訪問を開始した．

援助の実際：① **幻聴に左右された乱費への援助**：初回訪問での査定では，食事はきちんと取れており，入浴は毎日，デイケアには週に2～3回通所しており，セルフケアのレベルは全般的に保たれていた．Aさんは，身体的な具合が悪くなった時や，不眠・幻聴が激しくなり混乱している時の入院は仕方ないと思っているが，それ以外は入院したくないと訴え，地域での生活を希望していた．また，仕事をしなければならないという焦りの気持ちを話していた．新しい生活にあたり，洗濯機などの買い物の相談や，ゴミの出し方などの指導を行いつつ，まず今の生活をきちんと行うことが必要であることを伝え，当面の目標を共有していった．

Aさんは家族からの仕送りで，決められた額で生活することになっていたが，幻聴に左右されて物を捨てては新しい物を買ったり，新聞を何紙もとったりするなど浪費があった．新聞については，勧誘を断ることができないということがわかり，訪問の際にSST的に関わり，新聞の断り方の練習を行ったところ，一時は6紙とっていた新聞が，2紙になった．

比較的裕福な家庭であり，「お金が足りない」と家族に訴えると送金してくれるということがあり，どのように金銭を使用しているのか訪問看護師は把握しきれなかった．金銭管理については，小遣い帳をつけることをすすめたが，臨時の送金については記入していなかった．家族がどのように送金しているのかも不明であり，家族を交え，本人，ケースワーカー，訪問看護師との間で面談をもち，金銭管理の方法について相談を行った．母親の送金の仕方を決め，また浪費や，幻聴に左右されて物を捨てることについて再度話し合い，物を大切にすること，1日3,500～4,000円で金銭管理をすることを一緒に決めた．

その後も物を捨てることがあり，「すぐに捨てるのではなく，ちょっと押入れにでも入れてみる方法」「レンタルを利用するなどの方法」について提案した．このように，幻聴に左右されて物を捨てることに関して，具体的な対処方法を一緒に考えていったところ，物を捨てるということはだんだんと少なくなり，金銭管理の問題もなくなり，決められた範囲での金銭の使用ができるようになった．

② **生活行動拡大への援助**：訪問開始後1年が経った頃にはAさんは口数は少なかったが訪問看護師を受け入れ，生活上の困りごとについて話すことも増えてきた．その中でAさんは，「外食をしたいが，店に食べに行けない」ということを話した．Aさんを囲むチームで相談し，デイケアのスタッフが一緒に外食に付き合いながら，行動範囲を広げていったところ，1人で外食ができるようになった．

③ **症状の観察と対処**：訪問開始後3年の間に数回の入院があったが，いずれも

「調子が悪いので入院したい」と本人自らが希望しての入院であり，入院中も大きく混乱することはなかった．

　訪問開始後4年目に外来主治医の変更があった．Aさんは，「幻聴もないし，発声もない」と話していたが，頭部にひどい湿疹が出るなど，身体症状がみられ，普段より緊張も高く，調子を崩している印象をもった．またデイケアでの本人の感想の内容に理解困難な文字がつづられていたため，これらのことを主治医に報告したところ，中止していたデポ剤が再開となり，その結果症状が安定した．Aさんはこの頃から，「発声」について，「発声でも思考化声でもいいんですけどね」と言い，「思考化声」という言葉を用いて自分の症状について表現し，訪問看護師に話すようになった．Aさんなりの病識として受け止め，脅かさないように配慮しながら，話を聞き，見守ることで対処した．

④ **これまでの病気の振り返り**：最後の入院から4年が経過した頃，「どれくらい入院していないか」という話になり，訪問看護師のメモをみてこれまでの入院歴を書き写し，「自分は重いんだね，母が一生結婚はするなと言っていたけどその意味がわかる」としみじみと言い，医師の交替や入院中のエピソードなどを話しこれまでを振り返った．自らの病気に向き直りすることで，精神的に不安定になる可能性も心配されたが，現在の安定について共有することで，その後大きな揺れはみられなかった．

⑤ **父の死**：Aさんの父親が死亡した．本人は葬儀に出席，帰宅後に訪問すると，「安らかな顔をしていた．夜眠れないかと心配していたが，頓服を服用してちゃんと眠れた．父がいなくなって母はさびしくなるだろう．自分も父がいなくなってさびしい．みんなに隠れて泣いていた」と語った．訪問看護師はAさんの悲しみやつらさを受け止めた．その後，幻聴が少しみられたが，入院に至るなどの症状の悪化はみられなかった．

⑥ **病状の悪化による2回の入院**：主治医変更をはさみ，約7年間入院をせずに地域生活を継続できた．この頃より，風呂掃除など，家の中の掃除も以前よりまめに行えるようになり，生活技術の全般的な向上がみられた．

　訪問開始10年目に3人目の外来主治医に変更になった直後，激しい頭痛を訴えて約1ヵ月半の入院となった．その2ヵ月半後，再度約1ヵ月半の入院をした．退院後の訪問では，「家を空けると大変ですね，臭くなっていてあわてて窓を開けた」などと話し，健康的な反応であったが，入院については「つらかった」と話した．また，医師が外来で薬を増やした頃から調子が悪くなっていたことを話したため，薬については主治医ときちんと話し合うことが必要であることを本人に伝えた．訪問看護師から医師にこのことを伝えた結果，本人が状態をみながら自分で薬を調整できるような処方に変更された．

　退院後は，「誰も来る人もいないし，毎週来てほしい」と本人から希望があり，訪問回数を2週に1回から，週1回に変更した．その後は入院を希望して一度来院したこともあるが，臨時の外来担当医に話を聞いてもらい，主治医の診察日ま

で待つように言われそのまま安定するなど，不安と付き合うことができている．

その後，再度外来主治医が変更になったが，2～3週間に1回の訪問とデイケアへの参加で安定して生活できている．

援助のポイント：① **金銭管理（家族との調整を含む）**：決められた額での生活を目指し，小遣い帳の利用，家族との調整，具体的な対応方法の指導などを行った．

② **症状との付き合い方**：幻聴に左右され物を捨てることについては，症状として扱うのではなく，生活上の問題として具体的な対処方法を本人と一緒に考えるようにした．その結果，次第に症状に振り回されることがなくなり，対処方法を身につけることができた．

症状の訴え方について，本人の使用する「発声」という言葉を利用しつつ，本人が症状と上手く付き合い，また医師に上手く訴えることができるよう指導した．

本人なりの病識の芽生えを受け止め，自我を脅かさないよう配慮しながら見守る一方で，訪問看護師からみた症状について，医師と連携をとりつつ，薬物の調整などを行い早めに対処していった．同様に身体症状についても，そのつど内科医などと連携し対処した．

③ **スタッフの役割分担とチームによる支援**：ケースワーカーは家族との連携，医師は症状管理，訪問看護師は日常生活上の問題への対処，デイケアスタッフは本人の希望に合わせた外食の付き合いなどの援助や地域への窓口というように，Aさんを囲むチームでそれぞれ役割を分担して支援した．

④ **本人の孤独を支えつつ，その人らしい生活を送ることができるような援助**：家族の死など，人生上のさまざまな出来事や，生活上の変化がある中で，その時々のAさんの生活に寄り添いながら，Aさんの地域生活の意思を尊重し，その人らしい生活を送ることができるよう援助した．

Aさんの訪問の経過を振り返ると，Aさんの地域で生活したいという意思を支えつつ，主治医の交代や，家族の死など，その時々の生活上の変化とそれに伴うストレスに対応しながら，Aさんとの関係をゆるやかに育み，きめ細やかに観察し，チームで支えた．

Aさんは，生活上の変化には弱いが，Aさんなりの病識が育まれ，症状への対処技能や生活技術の向上がみられ，地域生活を送るすべを以前より身につけてきている．Aさんの自我の脆弱さを把握し，脅かさない関係づくりに努めながら，身体症状や精神症状の変化をきめ細やかに把握し，その時々の変化や揺れに柔軟に対処することで，長期にわたる地域生活の維持が可能となったものと思われる．身体症状に対してきちんと対処しケアをしてきたことも，Aさんにとっての精神的な支えになっていたと考えられる．

事例2　金銭管理の問題と不安による身体症状をもつBさんへの支援

事例の概略：Bさん，70歳代，女性．診断名は，てんかん性精神病，脳血管性認知症．夫とは

離婚．子どもはいるが疎遠になっており，生活保護で単身アパート生活をしている．近所や民生委員の人が洗濯機を貸してくれたり，おかずをくれたりなど生活を支えてくれている．毎日入浴も兼ね，福祉会館に通っている．

　周囲の助けで何とか一人暮らしをしているが，ストレス耐性が低く，不安が強くなると混乱しやすい．その結果日常生活に支障をきたし，そのつど入院となっていた．また，短絡的な反応，情動コントロールの悪さ，認知症による生活能力の低下がみられ，そのため，訴えが二転三転し，正確な精神・身体状況の把握が困難であった．

　援助者側の査定としては老人施設への入所が適当ではないかと考えていたが，Bさん自身は地域での生活を望んでいた．訪問開始後，途中休息入院をはさみつつ約10年間にわたり，地域で生活を続けている．

経　　過：10代頃から「頭がかっとしてわけがわからなくなった」というエピソードがあった．また，結婚後はBさんの浪費をめぐり夫との関係が悪くなり，離婚となった．生活保護をめぐり，福祉事務所に刃物をもって侵入し，初回入院．以後，内科入院・休息入院を含め，20回以上の入院歴がある．

　外来のケースワーカーから「市役所の福祉課から通院のタクシーの利用について許可されているが，領収書をもらい忘れたり，通院以外にもタクシーを利用したりと金銭管理に問題がある．そのため月末にはお金がなく，通院時の交通費もない状況になることがあり，訪問看護で生活状況の把握と生活指導をしてほしい」と訪問看護の依頼があり，①生活状況の把握，②金銭管理を中心とした生活指導の目的で訪問開始となった．

援助の実際：① **福祉との連携による金銭管理への援助**：月に1回の訪問を開始，食事は栄養に偏りはあるものの3食とれていたが，お金の使い方には問題があることがわかった．転倒してはそのつど救急車を呼び，病院を受診するということもあった．金銭管理の問題に対して，市役所の福祉課のケースワーカーと連絡をとり，生活保護の分割支給を依頼することで対処することにした．しかし，その後も訪問すると所持金0円，民生委員の方からお金を借りたということなどがわかった．一方で，支給されたお金が月末に残るということもあった．訪問を週1回とし，状況の変化を早めに把握し対処することにしたが，その後も，足りなくなると友人・知人からお金を借り，支給日に返すというパターンが続き，結局お金が足りなくなるということが続いた．そこで，分割支給を2分割から3分割にしたところ，本人はなかなか理解ができず，支給日以外にお金を取りに行くということが続いたため，再度2分割にしたが，結局お金が足りなくなるということが続いた．そこで，生活保護が支給されると訪問看護師が患者と相談した額のお金をいったん預かり，お金がなくなると預かり分を渡すという形をとった．それでもお金が足りなくなり訪問看護師がお金を貸すということもあった．本人に問題を直面化すると，都合の悪いことはごまかしたり，「今度はちゃんとやる」と言ったりしたが，行動はなかなか変わらなかった．

② **不安による身体症状**：一方，生活状況の変化により不安が募ると不眠になり，ふらつきが出現したり，下剤のコントロールがうまくいかず，下痢症状が続くこともあった．このような身体症状により，そのたびにタクシーで病院の受診をし，お金を使ってしまうということもあった．不安への対処として，訪問看護師と本人，医師やその他のスタッフと話し合いつつ，年末年始，その他必要に応じて休息入院を取り入れながら，そのつど生活を立て直すことで対処した．

③ **ケアマネジメントの導入とチームでの役割分担**：そのような中，歩行中に倒れ，救急車で搬送された．その後，休息入院の目的で入院し検査をしたところ，心肥大が発見された．退院後，介護保険でケアマネジメントを導入することになり，ホームヘルパー，配食サービスが導入された．患者は，訪問看護師にはホームヘルパーや配食サービスの苦情を話し，主治医には不眠やふらつきを訴え，ホームヘルパーには身体症状を訴えていた．支援者が増えたことで，本人の生活がみえにくくなったため，訪問看護師よりケアマネジャーに連絡をとり，ホームヘルパーと訪問看護師との連絡ノートを作り情報を共有した．また関係者の間で，患者への限界設定（手伝ってよいところとなるべく本人がしたほうがよいところを明確化）を行った．その後，Bさんの生活全般がチーム内で共有されるようになり，患者に振り回されることがなくなり，Bさん自身も徐々に安定した．

④ **金銭管理の変化**：金銭管理に問題のあったBさんであったが，障害者の認定を受けたことから，生活保護の受給額が増加し，生活費に余裕をもつことができるようになり，月末になってもお金が余るという状況に変化してきた．最近は，兄弟の話をよくすることから，兄弟に何かあったとしても，お金がないと駆けつけることもできないのではないかという話を訪問看護師がしたところ，その後より旅費のためのお金を取っておくようになった．それまで通帳をもっていなかったが，通帳をつくり金銭の管理もできるようになった．支援者の増加や金銭的な余裕をもつことで安心感をもて，安定した生活を送ることができるようになってきた．

援助のポイント：① **金銭管理**：金銭管理については，福祉と連携することで支給を分割にして対処した．また訪問看護師がお金を預かり，浪費を予防するなどの対処策をとった．

② **不安への対処としての休息入院の活用**：不安が増強すると身体症状が出現し，また身体症状により不安が増強するという悪循環がみられ，結果的にタクシーで来院し浪費するというパターンが続いた．不安への対処として休息入院を活用し，そのつど生活を立て直す方法をとった．

③ **多職種が関わる時のリーダーシップ，情報の共有**：ケアマネジメントの導入など，地域での支援が豊かになることで，支援に関わる人々の間の情報交換や連携が必要となった．ケアマネジャーと話し合い，その時々の情報を共有できる連絡ノートをつくるなどして，ケアの一貫性を保つようにした．

　Bさんの場合，浪費，不安による身体症状などに患者のケアを行う人々が振り回されてきたが，見方を変えれば，Bさんの人間関係をつくる力によって，Bさ

ん自身の地域生活は維持されてきたとも言える．訪問看護師もその人間関係の一端を担っていた．高齢化や近隣の人間関係の変化によって，Bさんの不安が増し心肥大も伴っての入院となったが，それを機に，再び地域のネットワークを再構築する機会がもて，結果的にBさんは再び安定を獲得したようである．教科書どおり，理屈どおりにはいかない地域支援の難しさを感じさせられるとともに，地域の支援ネットワークの一員としての訪問看護師の役割について学ばせられた事例である．

事例3　内科入院を繰り返しながら地域生活を送るCさんへの支援

事例の概略：Cさん，60歳代，男性．診断名は統合失調症，心房細動・心不全．生活保護を受給しながら単身で生活している．家族とはほとんど交流がなく，家族からの理解協力は得られない．当院通院中の患者と仲がよく，その患者と唯一交流している．訪問看護師のほかに，市役所の福祉課のケースワーカーが，生活状況の把握目的で週1回訪問している．

心不全という内科的な問題により，身体状況の把握，および身体状況に応じた入院の調整が必要なケースであり，訪問看護が導入された．訪問開始後，途中1～2カ月の内科入院を繰り返しながら，地域での生活を続けている．

経　　　過：高校時代より周期的に不眠．25歳頃火事を出し，精神鑑定のため入院，その後入退院を繰り返している．5年程前からは内科的問題（心不全）にて頻回の入院を繰り返している．現在目立った陽性症状はなく，精神的には落ち着いている．食生活が乱れると肥満となり，息苦しさや下肢の浮腫がみられ歩行困難になるなど，心不全の悪化を繰り返すパターンが続いている．また身体状態の悪化とともに生活にも乱れが出て，不潔になってくる傾向がある．

心不全による初回入院の退院時に，「不潔傾向があるので，清潔な生活が送れるよう援助をしてほしい」と，病棟の看護師長より訪問看護の依頼があり，①身体状況の把握，②清潔行為を中心とした生活指導③必要に応じた入院の調整などを目的とし，訪問を開始した．

援助の実際：① **身体管理と入院の調整**：訪問看護での身体面の管理として，飲水量をチェックし，水分の取り方についての指導を行った．さらに，食事摂取の状況を把握し，調理方法のアドバイスを行った．具体的には，細かい食事内容を本人に書いてもらい，塩分制限やカロリー制限について，本人の食生活に合わせ指導した．また，体重の管理，禁煙などについて話し合い，それらの必要性について確認しつつ，本人がなるべく自分でコントロールできるように関わっている．

内科医は入院の主目的を，①体重の減量，②食生活の改善においており，身体状態の悪化に伴う緊急避難的な入院として位置づけていた．本人に身体状況の悪化に伴う入院についてどのように思っているか尋ねると，「入院のイメージは悪くない．苦しくなったら短期での入院がいい」と話し，Cさんなりの入院に対す

る受け止めが確認できた．

　訪問開始当初，訪問看護師はCさんの身体状況からみて，週に1度の訪問で地域生活を支えきれるのかと不安であったが，Cさん自身の「時々入院をしてでも良いから，地域で生活していたい」という強い意思を感じ，その生活をできる限り支えるという役割をとるようになった．

　訪問時には，毎回足のもつれ，呼吸苦，息切れ，下肢のむくみなどの身体状況や，食事の摂取状況を把握しつつ，内科医と連携をとり，状態が悪化した時には，早めの入院ができるよう調整を行っている．

② **生活援助**：訪問開始当初（心不全の治療からの退院後）2カ月くらい入浴ができておらず，週に2回自分で身体を拭いているということが訪問中のCさんの話からわかった．Cさんは「心臓のことが怖かった」と話していた．入院中には入浴ができていたということであり，病棟の浴室を借りて週1回の入浴日を設定した．病棟看護師からも声かけすることで，毎週入浴できるようになった．

　また，本人はベッドのほうが楽だからとベッドの導入を希望していた．訪問看護師が自分で福祉課に連絡してみてはどうかと提案したが，自分から連絡することはできず，訪問看護師から福祉課へ連絡した．地域生活支援センターの職員が面接に来て，レンタルでベッドを導入することができた．Cさんは楽になったと喜んでいた．また，ある時トイレが壊れていたことがわかり，本人に確認すると，5年間我慢して洗面器で水を流していたことがわかった．訪問看護師から福祉のケースワーカーに連絡をとり，ケースワーカーから大家に連絡し，修理をしたということもあった．

　Cさんには，生活保護受給者という遠慮や交渉することのストレスの方がしんどいという思いもあり，生活の不自由さを訴えなかった．本人との間で数カ月にわたり相談した上で福祉のサービスを受けることができ，訪問看護師がよいと思ったことであっても，本人の了解がなければ前に進めることはできないことを実感した数カ月であった．

　地域で生活できることにCさんなりの満足や楽しみを見いだしていることが，訪問時の会話からわかることがあり，身体の状態に合わせた本人のライフスタイルを見守りながら訪問が継続されている．

援助のポイント：① **身体状況の把握と内科入院の調整**：訪問時，身体状況を把握し，早めに身体状態の変化をつかむようにしている．また変化に応じて，外来受診を勧めたり，休息入院について本人と相談し調整するという役割を訪問看護師はとっている．

② **本人の食生活に合わせた食事指導**：身体状況を把握しつつ，水分制限・カロリー制限・塩分制限について，日々の生活の中で，本人の食生活に合わせ具体的に指導をしている．

③ **本人の生活の便宜を図る**：病棟での入浴日の設定，ベッドの導入，トイレ修理など，本人の自己決定を尊重しつつ，生活上の便宜を図る手助けをしている．

④ **本人らしい生活を支える**：Cさんの地域生活の意思とライフスタイルを尊重

し，訪問看護師は時に話し相手となりながら，本人らしい生活を支えている．

　高齢化し精神症状がほとんど消失した患者の場合，身体管理を中心とした訪問が求められることがある．しかし，たとえ精神症状は消失していても，精神障害者特有の生活技能や対人関係技能の乏しさに配慮した援助が求められる．Cさんの場合，身体管理と生活指導を中心とした訪問であるが，地域で生活したいという患者の意思を尊重し，それを支えることの大切さを教えられた事例である．

おわりに

　訪問看護は訪問看護師が1人で患者宅に出向き，その場，その場で判断しケアを提供する．そのケアが正しいかどうか不安になることもある．訪問看護を行うとき，スーパーバイザーや事例検討会など，相談できる人や場の存在が支えとなる．

図5-3 訪問看護様式例（No.1）

病棟NSレポート

ID＿＿＿＿　氏名＿＿＿＿＿＿＿＿　　　記入日＿＿＿＿　NS＿＿＿＿

診断名	精神科主治医		内科主治医		Wr
	入	外	入	外	

＊病歴

空気 水 食物	
服薬	
排泄	
個人衛生	
活動と休息	
孤独と付き合い	
安全を保つ能力	

＊病状

＊訪問への期待
（本人・家族・治療チーム・他）

＊家庭および地域関係者との面会状況

＊退院後の生活スケジュール予定

図5-4 訪問看護様式例（No.2）

訪問看護計画

ID＿＿＿＿＿　氏名＿＿＿＿＿＿＿＿＿　　　記入日＿＿＿＿　NS＿＿＿＿＿＿＿＿
訪問頻度＿＿＿＿＿

＊セルフケアレベル		＊査定
空　気 水 食　物		
服　薬		
排　泄		
個人衛生		
活動と 休息		
孤独と 付き合い		＊短期目標
安全を 保つ能力		

＊スケジュール	＊長期目標

＊問題点	＊具体策	＊評価

106

第6章 保健所・市町村保健センター

1) 保健所・市町村保健センターの精神障害者への生活支援

▶ 保健師が担った精神保健福祉活動の経緯

　保健師の精神保健活動への取り組みが本格的にはじまったのは，1965（昭和40）年に「精神衛生法」の一部改正が行われ，保健所が精神衛生活動の第一線機関と位置づけられてからである．それ以来，保健師は精神障害者の地域生活支援を進めてきたが，その中で，個別援助でできることの限界を感じてきた．そこで，地域のさまざまな機関や人の協力を得て，新たな資源の開発に取り組んできた．保健所に精神科医師を迎え，外来とは異なった相談の場（クリニック）を開設した．また，保健師の訪問・相談だけでなく，グループ活動を通して利用者が社会体験を増やし対人関係を学んだり，利用者・スタッフが相互に支え合う力を高める場として，デイケアなどの事業の開設を行った．さらに地域の活動として，精神障害者家族会や作業所の設置に関わるなど，地域資源の開発や支援体制づくりにたずさわってきた．一方では，保健師自身が互いに学び技術を積み重ねる場として，事例検討会や研究会がさまざまな地域で行われた．このように東京都では地域の歴史や状況に沿って「地域で生活することを支えて」[1]に記述されているように，特徴のある活動を展開してきた．

▶ 精神保健福祉相談における保健師の役割

　保健所の**精神保健福祉相談**の特徴の1つは，地域で精神障害による生活上の困難を抱えながらも長期間相談行動を起こせずにいる**未治療・治療中断者**への関わりを行っていることである．2つ目の特徴は家族や関係者から相談がもち込まれ，はじめて相談活動を開始する場合が全体の相談の約7割を占めることである．ここでは2001（平成13）年度に東京都狛江調布保健所で行った調査をもとに保健師の役割について述べる．

（1）未治療・治療中断者の精神保健福祉相談の現状[2]

　2001（平成13）年度に当保健所にもち込まれた精神保健福祉相談の実数は602人であった（管内人口は約27万人，保健師12名）．2001（平成13）年度初回相談時の治療状況は「未治療者」166人（27.6％），「治療中断者」91人（15.1％）であり，相談の4割強は未治療・治療中断

者であった（図6-1）．

　未治療・治療中断事例の初回相談者は「家族」が最も多く62.3%であり，住民や関係機関からの相談は約3割を占めていた（図6-2）．相談者の未治療の主な理由は「本人が治療を拒否する」「暴れるなどの問題行動がない」などであった．また治療中断の理由は「通院してもよくならない」「薬を飲むと生活に支障が出る」などが挙げられた．

　初回相談までに要した期間をみると，未治療の事例は平均71.7月（約6年），治療中断の事例は平均59.1月（約5年）であった（図6-3, 4）．また，初回相談から最終相談までに保健師が

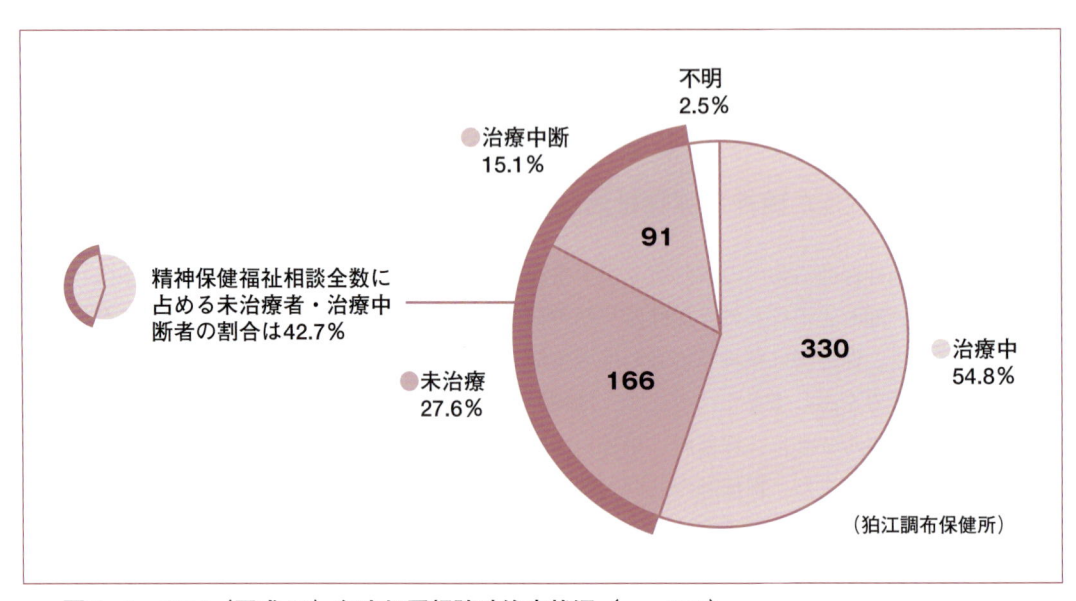

図6-1　2001（平成13）年度初回相談時治療状況（n＝602）

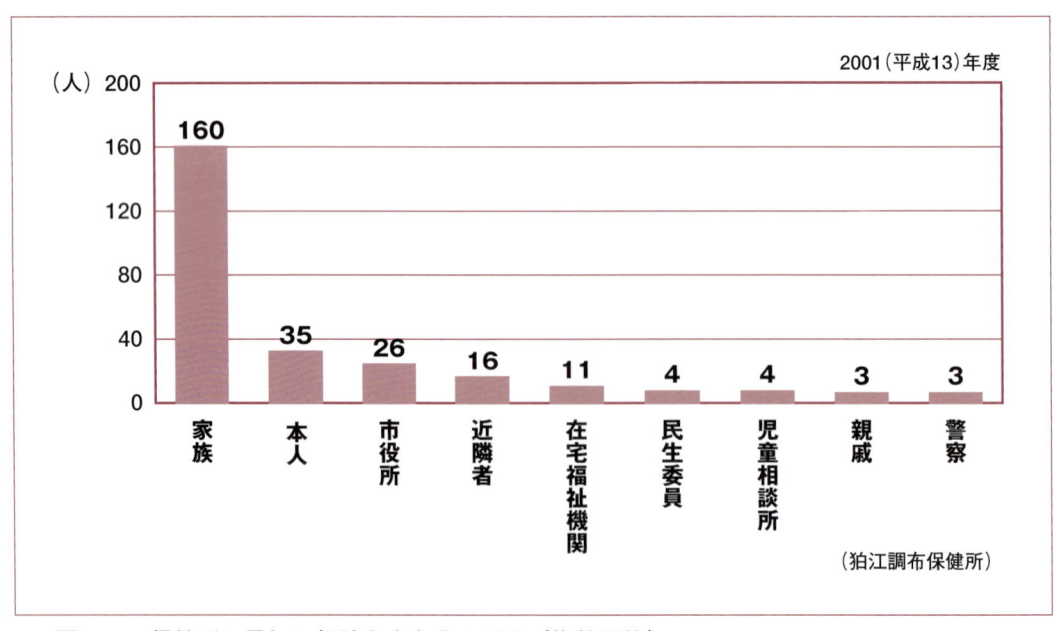

図6-2　保健所に最初に相談をもち込んだ人（複数回答）

相談訪問援助を行い，本人に会えたのは145人（56.4％）であり，会えるまでの期間は平均4.3カ月を要していた．2001（平成13）年度末の治療状況をみると未治療者の場合は，「未治療」60.2％，「治療中」19.3％，「治療中断」4.8％と6割は未治療のままであったが，約4人に1人は治療に結びついていた（図6-5）．「治療中断者」の場合は，「治療中」33.0％，「治療中断」54.9％となっており，約3割強が再び治療につながっていた（図6-6）．

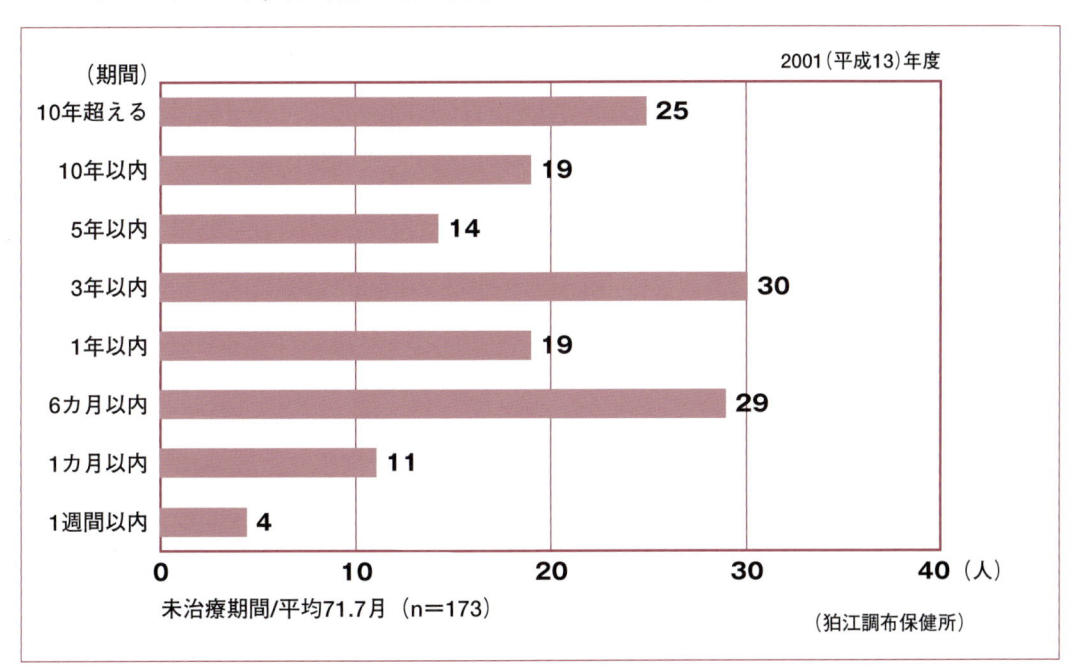

図6-3　相談者が初回相談をするまでに要した期間

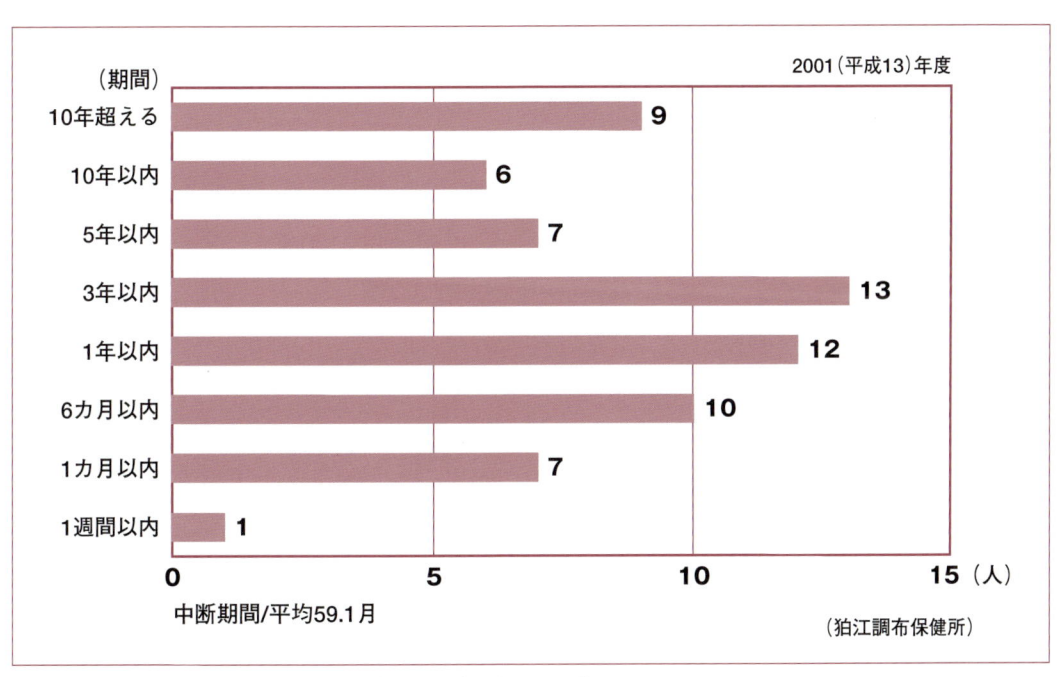

図6-4　精神科医療機関最終受診から相談までの期間

また，保健師の2001（平成13）年度の精神保健福祉相談業務（家庭訪問，面接，電話相談など）全体の約4割は，未治療・治療中断者に対する相談活動であった．

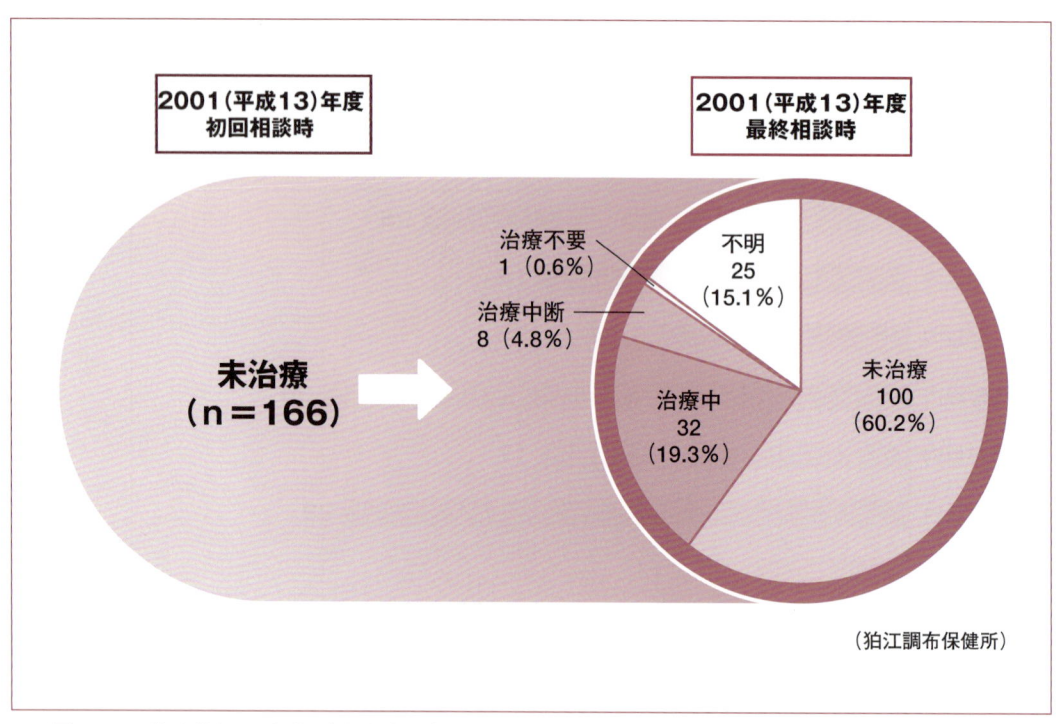

図6-5　治療状況の変化（未治療者）

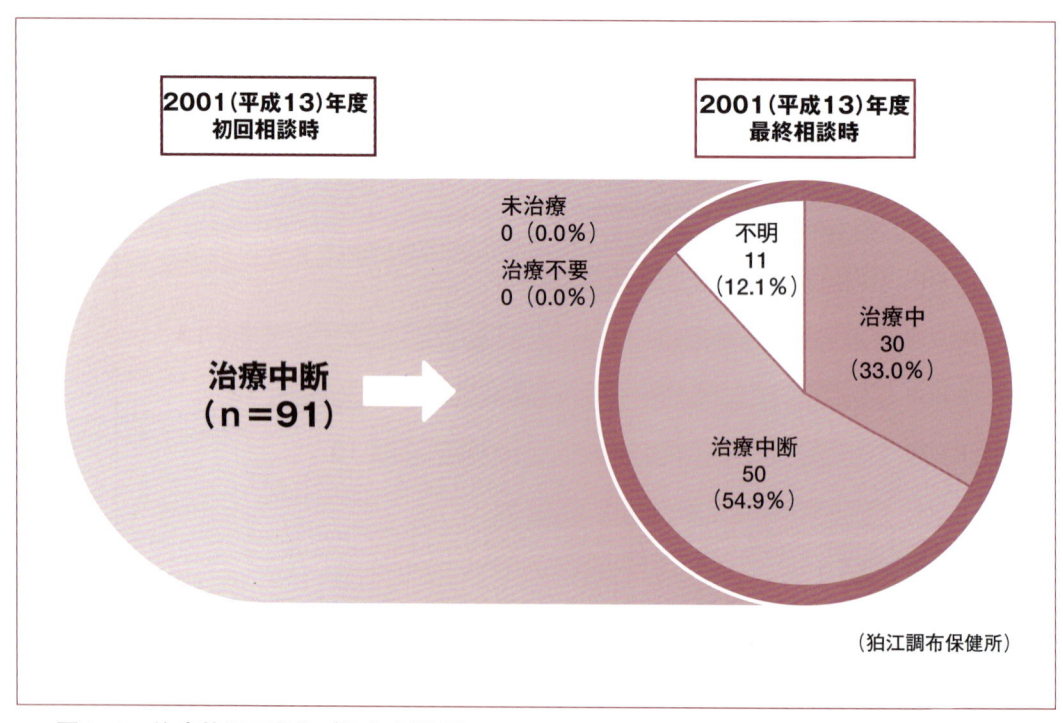

図6-6　治療状況の変化（治療中断者）

（2）未治療・治療中断者への相談訪問活動

　未治療・治療中断者への援助活動は，単なる受診勧奨では完結しない．上記の調査からみると問題と思われるエピソードが起こってから相談行動を起こすまでに，平均5～6年の長い期間を要している．また相談として浮上するまでに10年以上経た事例も34件あった．

　このように長期にわたり家族だけで抱えてきたり，あるいは相談する機会や相談のために行動する力をもてなかったという事情がそれぞれのケースに存在する．そこで保健師に求められるのは，「なぜこのような状況になるまで相談できなかったのか，今回相談行動を起こしたのはどのような事情があったのか」に関心を向け，まず相談者の話を聞き，受け止めること，そしてこれまでの苦労をねぎらい，保健師とともに問題解決に向けて一緒に考えることを提案していき，そこから関わりを育てていくことである．そして，これらを通し当事者に直接関わりがもてるようになる機会をつくることが大切である．

　保健師の活動は本人や家族と契約を交わした上で進めるものではない．また強制的に訪問する権限もない．したがって保健師には，本人や家族との間に問題解決や生活の困りごとなどについて話し合える相談関係をつくり，その関わりを育てることが求められる．相談がもち込まれるまでに長い期間を要したように，相談がはじまってからも継続した長い時間が必要となる．そのため，地域住民や関係機関との継続した相談関係を育てることが重要となる．

　しかし，このような長期に及ぶ関わりの中で，家族や関係者あるいは住民にも焦りや不安などがつのってくることがある．その怒りや不安が保健師に向けられる場合も多く，保健師自身が周囲からの圧力を受けて，問題解決を急いだり，迷いや不安などの感情に振り回されることも多い．そこで，保健師自身がこのような焦りや迷い，不安や葛藤などの自らの「ゆらぎ」の感情と向き合い[3]，保健師同士の支え合う力や関係機関の力を活用し，継続した援助活動を展開することが大切となってくる．

（3）精神保健福祉相談の窓口の広がり

　2002（平成14）年度から精神保健福祉業務の一部が市町村に移譲されたことにより，福祉的なサービスの利用や生活相談などは，生活の場に近い市町村が窓口となった．これにより，通院医療費公費負担制度（自立支援医療制度）や精神保健福祉手帳の申請とともに，精神障害者居宅生活支援事業（ホームヘルプ，ショートステイ，グループホーム）や社会復帰施設の利用などの相談調整・斡旋が，市町村で受けられるようになった．

　東京都では2003（平成15）年4月から一般相談（生活相談，治療継続の相談，福祉相談）は市町村の窓口で，思春期問題や嗜癖問題，認知症および近隣苦情や治療中断などの専門相談は保健所という区分けになった．

　2006（平成18）年4月から障害者自立支援法が施行され，これまで障害種別ごとに異なる法律に基づいて行われていた福祉サービスや地域生活支援事業，公費負担医療などが，共通の制度で実施されるようになった．

　しかし住民にとっては相談の内容を明確に分けられるものではない．相談はさまざまな不安や生活上の困りごととして，身近な市町村の窓口にもち込まれることが多い．そこで市町村保健師や相談を受けた担当者は初期対応を行い，相談内容により保健所保健師に連絡し，支援活

動を連携させることが求められる．多くの人は自らの症状や病気を自覚した時は医療機関を訪れる．しかし心の問題や精神保健上の問題は社会的な偏見の歴史もあり，受診や相談行動を起こすまでにかなりの時間を要する．そのため相談に訪れたきっかけを逃さず，継続した援助活動へと展開していく力が，市町村および保健所保健師双方に期待されている．

2) 援助の実際

以下に，保健所および市町村保健センターにおける精神障害者への支援について，未治療者・治療中断者への介入を中心に，事例を通して述べる．

なお，以下の事例はプライバシーに配慮し，事例の意図を損なわない程度に修正を施している．

事例1　長期間ひきこもりを続けるAさんと家族への関わり

事例の概要： Aさん，40歳代男性，診断名は統合失調症．70歳代の両親との3人暮らし．大学卒業後，ひきこもりがちの生活をしていた．20歳代後半に母親が1度精神科に相談に行ったことはあったが，本人を連れてくるように言われてそのままになる．その後医療には全くかかっていなかった．

父親が定年退職となり家にいることが多くなった頃から父親とのトラブルがあり，Aさんは家に居づらくなり，外出することが多くなった．Aさんはぼさぼさの髪に身なりも季節にそぐわない姿であり，近所の子どもたちにからかわれることもあった．ある日，民生委員から「父親から『仕事をしないでぶらぶらしているAさんを何とかしてほしい』と相談があった．Aさんは以前から近所で問題になっているし，精神的な問題を抱えている様子なので保健所で対応してほしい」と連絡が入った．しばらくして学校からも「子どもたちが怖がっているし危険，何とかしてほしい」と相談がもち込まれた．住民や学校からの相談で保健師とこの家族との関わりがはじまった．

保健師は学校関係者や住民の不安を受け止めながら，Aさんや家族に関わりをはじめたが，母親は「父親が認知症のため息子につらくあたるからだ」と訴え，父親と考え方が大きくくい違っていた．家族や周囲の人の話の様子から，保健師はAさんが医療を受ける必要があると感じた．本人になかなか会えない状況で，保健師には焦りや不安がつのったが，母親との関係づくりを軸に継続して関わりを続けた．4カ月後やっとAさんに会うことができた．しかしAさんと家族が医療の必要性を認め，受診行動を起こすまでにはさらに長い時間を要した．

経　過： ①**長期間治療を拒み続けた家族との出会い**：保健師はまず相談をもち込んだ民生委員宅を訪問し，Aさんや父親の様子，また近所で問題とされている状況や事情などについて話を聞いた．そしてAさんの家族への関わりの糸口を探った．

Aさん宅は住宅街の中の一戸建，住宅が密集して大声を出せばすぐに隣家に聞こえる状況だった．初回訪問には母親が応対した．父親が民生委員に相談したことについて尋ねると「息子はアルバイトをしたこともあるし，父親のほうがおかしいんです．特に最近ボケがはじまったと思うので是非父親をみてほしい」と話した．母親の警戒している様子がうかがえた．保健師は次回父親のいる時間に訪問することを約束した．

　2回目の訪問で両親に会った．次第に訪問を重ねることで，この家族の生活の様子がわかってきた．父親は長年自分の食事は自分で買って1人で食べるという生活をしていた．昼間は週3〜4回シルバー人材センターの仕事に出かけていた．しかし家で息子をみかけると口うるさく説教したり，怒鳴ったりするため，Aさんは父親が家にいる時は，外出しているとのことだった．父親は「この年になって仕事もしないでブラブラしていて困る」と一方的に話し，Aさんの病気に対する理解はなかなか得られそうになかった．

　苦情をもち込んだ学校を保健所の課長と訪問し，校長，教頭，保護者代表に会い話を聞いた．Aさんは髪はぼさぼさで見た目にも異様なため，通学中の子どもたちがからかったりしたことがあり，そのことでAさんが子どもを追いかけたことがあったということがわかった．しかし最近のさまざまな新聞報道などの影響で保護者は「何をされるかわからない」と不安になり，今は通学路をPTAが交代で見守っているとのことだった．保健師は保健所の相談の進め方や緊急時の対応などについて話し合いながら，Aさんにはどこにも安心できる場所がないのではないかと思い，そして早くAさんに会って話を聞きたいと思った．

② **本人へのアプローチの機会を待つ**：Aさんに会うために定期的に訪問したが母親のガードは固かった．Aさんに声をかけることも手紙を出すことも，うまく話をかわされなかなか許可してもらえず，保健師はAさんに会えない焦りともどかしさを感じていた．

　しかし，訪問を継続し母親のこれまでの苦労や夫への不満などを聞くことで，母親は少しずつ自分自身の具合の悪さやAさんの将来に対する不安について話すようになった．そして保健師からの手紙が母親の手からAさんに届き，4カ月たったある日，ようやくAさんに会うことができた．母親に促されて現れたAさんは緊張した様子で正座をし，保健師にぺこりと頭を下げた．Aさんは時折自分の世界にひたりながら，保健師の問いかけにゆっくり言葉を搾り出すように「家で勉強しているが父親がうるさいので毎日散歩している」と答えてくれた．

　この出会いをきっかけにAさんとの関わりがはじまり，2カ月後にはAさんが保健所に出向いてきて保健所での面接が実現した．当初は母親と一緒に来ていたが，1人で来所できるようになった．そして保健師の勧めで，関わりから1年後にやっと保健所の精神保健相談担当医師との面接が実現した．医師との面接によりAさんも家族も医療の必要性を受け入れ，近くの精神科クリニックへの受診がはじまった．保健師が関わりはじめて1年半が経過していた．

援助のポイント：① 苦情をもち込んだ住民の理解を得るための対応：住民は苦情者であると同時に問題を抱える人のSOSの第一発見者となることも多い．まず相談をもち込んだ人に会い，不安を受け止め，そこから問題とされている人との出会いの機会をつかむことが大切である．また，住民の不安や怒りが直接保健師に向けられる場合などは，保健所の精神保健相談の場の活用や保健所としての対応が必要である．一方，保健師が問題とされている本人や家族を定期的に訪問する姿は住民に安心感を与え，そのことが障害者の理解へとつながり，地域生活の協力者になる場合もある．

② 家族のこれまでの生活の歴史を知り，本人への介入の手がかりをつかむこと：この家族は過去に一度相談行動を起こしているが，その後20年近く誰に相談することもなく問題を家族だけで抱えてきたという歴史をもっている．特に精神保健の問題は本人が自ら受診行動を起こすことが少なく，家族も暴力や迷惑行為などの問題が起こらないと相談に行く機会を見逃しやすい．また精神科を受診することに対する抵抗感もあり，治療の機会をもてないでいる場合も多い．このように精神的な問題ではと思いながらも相談できなかった，あるいは病気と認めたくなかったという家族の気持ちを理解することから関わりをはじめることが大切である．家族を越えた早急な介入は関わり自体を拒否されることがあるからである．

③ 家族が問題に向き合う力の見極め：母親は当初，息子の問題を棚あげにし父親の問題として訴えた．母親はAさんが精神的な病気を抱えていることはうすうす感じていながらも，それを認めることを拒んできた．またその不安な気持ちを夫（父親）にも相談することができなかった．このような長年にわたる家族関係を知り，わかろうとすることが，この家族との関係づくりのはじまりであった．そして父親，母親それぞれがAさんの病気に向き合うための心の準備期間が必要であった．家族の変化を本人は敏感に感じているものである．家族の変化は本人の変化へとつながった．このように家族のもつ力を見極め，家族の力を引き出し活用することが大切である．

④ 本人の生活や問題行動の意味を考えること：本人の行動を病状の悪化と捉えるだけでなく，家での居心地の悪さや今の状況から何とか抜け出したいという本人からのSOSと考える視点が大切である．また，これまで病気を抱えながらも生活してきた力を発見し，その健康な側面へアプローチすることが有効である．Aさんの外出できる力や仕事をしたいという関心事に注目し，保健師との面接を重ねることで，治療への導入の機会につなげることができた．

⑤ 受診に至るプロセスを大切にすること：激しい精神症状や身体状況の悪化などにより早急な介入が必要な場合もあるが，Aさんのように違和感を感じながらも長年にわたり医療との関わりをもたずに経過した場合は，早急に受診を進めようとすると関わりがもてなくなることがある．行動が問題化しSOSを発信するまでに長い期間を要したように，受診に至るまでには本人や家族が「精神科医療を受ける」という気持ちになるための期間が必要である．その過程を本人や家族と一

緒に歩むことが保健師の役割であり，その後の医療継続のための大切な足がかりとなる．

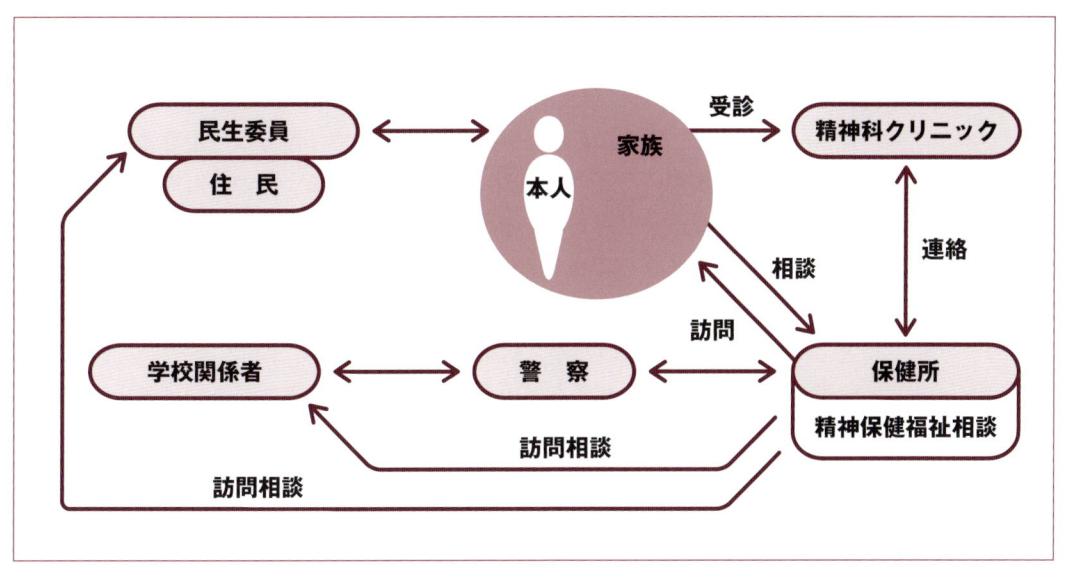

図6-7 在宅生活を支える関係機関のネットワーク（事例1の場合）

事例2 緊急入院をきっかけとした在宅生活支援と家族への介入

事例の概要：Bさん，30歳代女性，診断名は統合失調症．弟（統合失調症）と両親の4人暮らし．

　高校を卒業後就職するも長続きせず，職を転々とする．30歳頃近くのスーパーでトラブルを起こし，警察から保健所への相談をすすめられ，両親が保健所に相談に訪れた．保健師は相談や関わりの過程で精神科での治療の必要があることを伝えたが，両親は宗教上の理由から「信仰していればよくなる．自分たちが何とかする」と医療については拒否的であった．

　ある日アルバイト先でBさんは問題を起こし，そのことがきっかけで入院となった．保健師はこの入院を契機に，Bさんや両親が病気に対する理解を深め医療の継続ができるよう，今後のBさんの生活支援をも含め援助していきたいと考えた．そこで早期に病院に出向き，これまでの保健師の関わりや両親の考えなどを伝えながら病院関係者とのカンファレンスを重ね，入院中から退院に向けての調整を行った．

　Bさんは入院中から保健所デイケアに参加し，半年後に退院した．またBさんが医療を受け社会参加に向けて歩み出したことから，10年間精神的問題を抱えひきこもっていた弟への関わりが可能となり，治療についても家族の協力が得られるようになった．

経　　過：① **本人の問題行動により動き出した家族**：初めて相談に訪れた両親は，Bさんが

問題を起こし警察にすすめられたから仕方なく来所したという様子で,「Bは家では困ることもない」ととりつくしまもなかった．保健師はできれば本人に会ってBさんの話を直接聞きたいと伝えた．訪問については拒否されたが，Bさんに保健師が会いたいと言っていたことを伝えると約束してくれた．気がかりながら待つと，1週間後Bさんは突然保健師を訪ねてきた．

Bさんは年齢より幼くみえた．きびしい顔つきで「自分は一生懸命やろうとするのに仕事がうまくいかない，仲間に意地悪をされる，そのことを家族に話しても聞いてもらえない」と一気にしゃべった．保健師は攻撃的なBさんの気持ちを受け止め，不安や悩みが話せる関係になることを大切にしたいと考えて，定期的に会うことを提案した．Bさんは「仕事を探さなければいけないから」とBさんにとっての困りごとを言いながら約束の日には保健所に来所した．

定期的な面接により，Bさんは少しずつ自分の苦しさに目を向けるようになった．そこで保健師は保健所の精神保健相談を利用することを勧めた．しかし父親から「おまえの信仰が足りないからだ」と反対されたという．保健師はBさんの了解をとって父親に会うことにした．しかし父親は医療の必要性についてなかなか理解しようとせず，母親もますます信仰に熱心になった．そんなある日，Bさんが近くの書店で大声で騒いで入院になったと母親から連絡が入った．Bさんと関係をつくり受診をすすめたいと考えていた保健師にとって突然のBさんの入院はショックだった．

② **入院を機会に家族の病気への理解を図る**：両親に会って事情を聞いた後，了解を得て病院と連絡をとった．保健師はこの入院をきっかけに両親が病気への理解を深めることが，Bさんの今後の在宅生活に不可欠だと考えた．またBさんには弟がいるが，大学中退後ずっと家にひきこもっていることをBさんから聞いて気になっていた．しかし両親は弟のことは誰にも相談していなかった．保健師の問いかけにも「弟はおとなしいし，だいじょうぶ」と答えるのみであった．

入院先の主治医やケースワーカー，看護師と連絡をとる一方で，両親と同行して病院にBさんを見舞った．病院関係者は両親が医療を拒否した事情や弟のことについては全く聞いていないとのことだった．2カ月たった頃，Bさんから退院への希望が出された．両親も退院を望んでいた．しかし保健師は退院後の継続治療については不安があった．Bさんや両親，および保健師や病院関係者で何度もカンファレンスを開き退院に向けての話し合いを行った．そして，退院に向け医師などの医療関係者が家族に対し継続治療の必要性について説明する役割を担うこととし，保健所では入院中からBさんを週1回のデイケアで迎えることとなった．デイケア場面でのBさんは最初は緊張が強かったが，少しずつ慣れてきて病院からの外泊も体験した．そして入院から半年後に退院した．退院後Bさんは表情もおだやかになり，仲間との会話も増えてデイケアを楽しんでいた．その半年後には「デイケアだけでは物足りないし小遣いも欲しい」と言い，市内の作業所を保健師と一緒に見学し，自ら選んで作業所に週3回通いはじめた．

③ **10年間未治療の弟への介入が開始される**：Bさんの退院をきっかけに，やっと自宅への訪問が許された．10年近くひきこもりを続けている弟は，食事時間以外はほとんど布団に寝ているということだった．両親とBさんに案内されて彼の部屋に入った．部屋中に積み上げられた本の隙間の布団の中で，彼は不安そうにじっと保健師をみた．保健師は自己紹介をし「Bさんやお母さんからあなたのことを聞いて心配で会いに来た」と呼びかけた．彼はゆっくりと起き上がった．やせて青白い顔，長い髪とワシのように伸びて曲がった爪，自分の世界の中でみせる異様な行動．保健師は「なぜこうなるまで」と怒りと悲しくなる気持ちを抑え「会ってくれてありがとう．また来ていいかな」と弟と握手をした．そして両親に弟の治療の必要性について伝えた．両親はBさんが変化していった体験もあり，「一緒に病院に受診しましょう」と言う保健師の言葉にはじめて「お願いします」との返事を返した．

援助のポイント：① **本人との出会いと関係づくり**：Bさんのように長期間未治療の本人が直接保健師に会いに来所する事例は多くない．そこで保健師が出会えたチャンスを活かし早急に医療をすすめようとすると，関係は深まらず会うことも拒否される場合もある．Bさんの場合も困っていることは「仕事がうまくいかない」ということであり受診を望んでの相談ではなかった．今Bさんが困っていることを解決するためにはどうすればよいのかをBさんと一緒に考え，Bさんが自分の問題に気づく過程をともに歩むことが関係づくりのはじまりである．そして折をみて医療への導入を図ることが援助のポイントの1つである．

本人や家族の拒否によりなかなか本人に会えない場合でも，保健師の「心配している」という気持ちを手紙などの手段により伝え続けることが，本人との出会いの機会ともなり，継続した生活支援への道を開くことにもつながる．

② **家族の問題に向き合う力の見極めときっかけをつかむこと**：この家族は2人の子どもの病気を「自分たちの信仰する力が足りなかったから」と子どもたちに向き合うことをさけ，保健師が何度も医療の必要があることを伝えても耳を貸そうとせず，宗教的な問題にすり替えていた．特にこの家族の場合は医療への拒否も強かったため，家族が医療を受け入れ，Bさんや弟のキーパーソンになるためにはまず，保健師が家族の力を引き出し高めるための支援が必要であった．

保健師は，Bさんの入院が両親の病気に対する理解を深め同時に医療の必要性を感じるチャンスだと考え，病院関係者と早期に連絡をし，両親への関わりを強化した．さまざまな問題を起こしていたBさんが入院したことで，両親にも心のゆとりができ，保健師や医療関係者の話を聞くことができた．またBさんの落ち着いていく姿をみることでBさんだけでなく，弟の医療の必要性も認め，家族も少しずつ変化していった．

③ **医療導入の時期とタイミング**：Bさんの場合は緊急入院となってしまったが，保健師はその入院を活かすための働きかけを家族や病院関係者に行う必要がある．このようにきっかけを逃さない援助が退院後のBさんの生活支援につながっ

た．また継続したBさんへの関わりが，長期間未治療であった弟が医療を受けるきっかけとなった．保健師はずっとひきこもっている弟のことが気がかりで，早く何とかしたいと焦っていたが，本人や家族の状況に応じたタイミングを待つことが必要だと痛感した．

④ **入院をその後の在宅生活に活かすこと**：保健師にとって相談関係をもっている人の突然の入院はショックである．自分たちの力の及ばなかったことを後悔する．しかし一方で，入院を新たな介入の機会と捉え，積極的に病院などへの働きかけを行うことも大切である．特に警察官通報などで入院となった場合は，入院先の病院も当番で引き受けていることもあり，本人のこれまでの生活や家族の問題などに深く関わっていない場合が多い．そこで入院中に保健師が病院を訪れ，退院に向けて関係者と連携を図ることは，治療中断や再入院の予防などに大きな役割を果たす．

⑤ **本人の回復する姿と家族の変化**：医療を拒否し，保健師の説得にも耳を貸さなかった両親が変化したのは，Bさんが入院治療を受け変化する姿をみてからである．たくさんの言葉や説明より実際に体験することが重要だと痛感させられる．「どうしてこの家族はわかってくれないのか，家族のほうが問題」などと思う事例は多くある．保健師のそうした感情は家族にも伝わる．「このようにしかできなかった家族の生き方」を受け入れながら，家族が保健師と話すことで少しでも安心したとか楽になったという体験をすることが大切である．

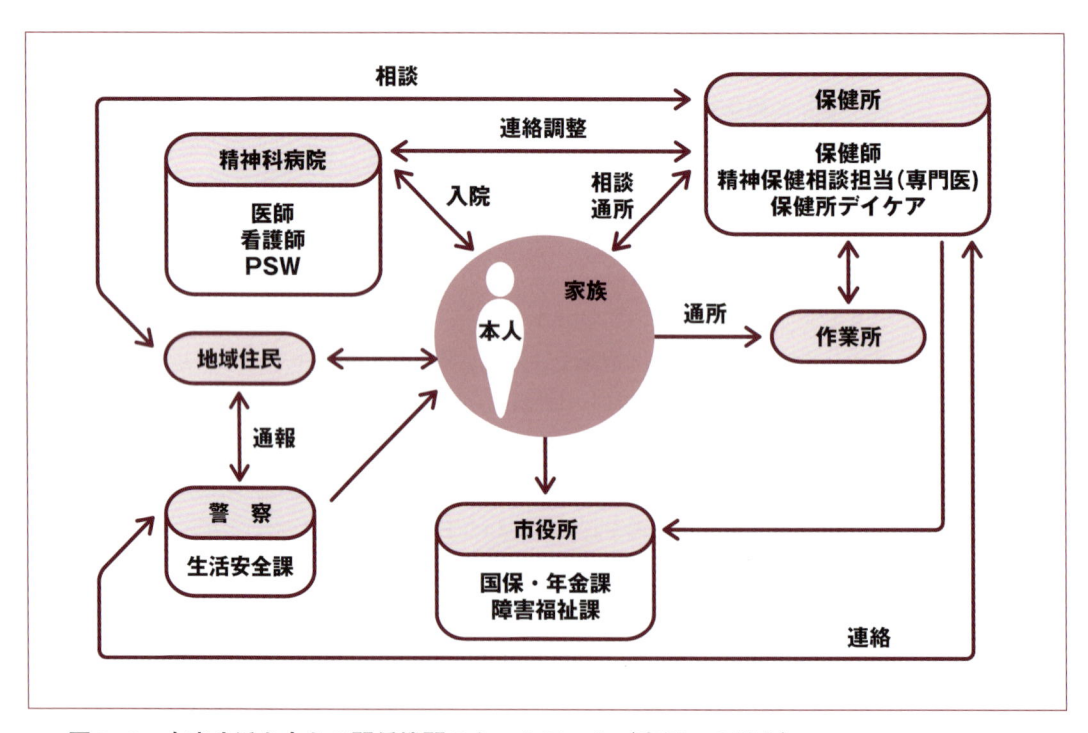

図6-8 在宅生活を支える関係機関のネットワーク（事例2の場合）

事例3　高齢の精神障害者への緊急介入と家族支援

事例の概要：Cさん，60歳代男性，診断名は統合失調症．70歳代の姉との2人暮らし．20歳代に発病し，何度も入退院を繰り返してきた．両親が亡くなった後，姉がCさんを支え，年金などでひそやかに暮らしてきた．

Cさんの医療は，数年前から姉が病院に薬をもらいに行き，何とか飲ませているという状況であった．1年前に姉は体調を崩し，外出が思うようにいかなくなった．それをきっかけに介護保険を受けるようになり，週2回ホームヘルパーが訪問し，食事や買い物などの支援を受けていた．しかし姉はCさんのことはホームヘルパーにも相談できなかった．姉が体調を崩したことでCさんの薬を病院に取りに行くことができなくなり，Cさんは治療中断となった．

ある日の訪問時，ホームヘルパーは2階でほとんど寝たきりでいるCさんに気づき，急いでケアマネジャーに連絡した．ケアマネジャーから高齢福祉課の保健師に相談が入った．精神障害のケースということで市役所の保健師から保健所に相談がもち込まれた．保健所保健師は緊急に市役所保健師と訪問し，本人の状態から入院治療の必要性を感じ，姉にCさんの入院について同意を求めるなどの協力を得て，Cさんを説得し救急車にて入院となった．

経　過：① **閉ざされた生活**：初回訪問時，姉はこれまで誰にも明かさなかった秘密を1つひとつ紐解くようにためらいながら保健師に語ってくれた．Cさんは50歳くらいまでは外出し時々病院も受診していた．しかし両親が亡くなってからは病院に行こうとせず，姉が薬をもらいに行きやっとの思いで飲ませていた．しかし大声を出したりすることはなく，姉の言うことは聞いて特に問題もなかったため，姉は誰にも相談しなかった．Cさんは2階の自室にこもりがちの生活であったが，最近になって姉が部屋に入ることを嫌がるようになった．食事は姉が部屋の前に置くとCさんはそれを1人で食べるという状況で，姉にも詳しい生活ぶりはわからないという．最近は食事を残していることも多く姿もあまりみせないということで，保健師としてはCさんの身体的な状況も気になった．

姉に案内されて2階に上がり，Cさんに声をかけた．部屋の中でぶつぶつというCさんの声が聞こえた．保健師は「Cさんのことが心配で会いに来ました．中に入りますね」と声をかけて部屋に入った．ドアを開けると異臭とともに異常な光景が目に入った．6畳の部屋の窓ガラスや天井には目張りがされ，本や雑誌，衣類などがうずたかく積まれ，その隙間の布団の上にCさんは横たわっていた．Cさんは痩せていた．落ち窪んだ目で「いいよ，いいよ」と言いながらじっと保健師を見つめた．心配している気持ちを伝えながらCさんの身体に触った．拒否はなかった．脈は速く血圧も低かった．布団は尿で湿り，背部には褥瘡もみられた．早急な受診が必要だと判断された．しかしCさんは「いい，いい」と首を横に振り受診することを拒んだ．とりあえず水を飲んでもらい，また訪問することを告げた．

② **緊急な入院**：そのあと姉にCさんには早急に入院治療が必要であることを伝え，入院方法などについて話し合った．姉もCさんの状態を目の当たりにして「私の力ではどうにもできないので何とかしてほしい」と入院を希望した．保健師は職場に戻り入院先を確保するために急ぎ連絡をした．Cさんの主治医からは「本人をずっと診ていないし，内科や外科的な処置の必要があれば自分の病院では入院は難しい」との返事だった．保健師も今のCさんの状態では内科や外科などを併設した精神科での対応が必要だと判断し，受け入れてくれる病院探しに奔走した．

翌朝保健師は再び訪問し，Cさんに入院の説得をした．Cさんは不安そうな様子をみせながらも抵抗する気力もないようだった．そこで姉に救急車の要請を依頼した．救急車に運び込まれる担架の上でCさんは「お世話になります」と言った．救急車に乗ったCさんはほっとしたような表情をみせ目をつぶった．保健師はCさんが元気になって退院してくることを願い，これまで家族だけで背負ってきたCさんの支援を，これからは入院中から退院に向けて関係者で支援をしていく必要性を痛感した．

援助のポイント：① **関係機関からのSOSへの対応**：保健所には介護保険関係や市町村（生活保護担当ケースワーカー，保健師）などの関係者からの相談がもち込まれることが多くある．このような場合はまず関係者の不安や困りごとが何なのかという判断と，それに対する適切な対応力が求められる．また，関係機関からの相談の場合も，まず保健師自身が，問題とされている人の生活の場に実際に身をおいてみて，その生活状況や精神的・身体的な問題を把握し緊急性の度合いを判断することが，その後の援助方針を明確にする上でも大切である．緊急の同行訪問や面接相談などの機動性も求められ，保健所内のバックアップ体制が不可欠である．

② **本人の状態の判断と対応**：高齢者の場合は特に生命の危機の判断が重要になる．しかし，緊急の入院が必要な場合でも，本人の拒否がある場合は救急車では対応できない．どんなに早急な対応が必要な場合でも，本人や家族のこれまでの暮らし方や考えを尊重し，受診や入院に至るプロセスを大切にするようにする．Cさんの場合は精神科だけでなく内科などが併設された病院への入院が必要だと保健師は判断した．そして保健所に戻り，入院の方法や入院先を手配するなどの時間が必要であった．

③ **家族の生活の歴史を思い描き尊重すること**：訪問や相談場面で，人々の暮らし方の多様性を実感する機会は多い．「なぜこのような状況になるまで，この環境で生活できているのか」など，暮らしの場に身をおいて唖然とすることもしばしばある．しかし，本人や家族はこのような対処法を選択せざるをえなかった歴史や事情を抱えており，そのことを理解しようとすることでしか関わりは育たない．Cさんは誰にも相談する機会をもたず，家族だけでひっそりと生きてきた．今回の入院を今後の開かれた在宅生活の足がかりにすること，そして，これまでCさんを1人で支えてきた姉へのねぎらいと支援を行うことも大切である．

④ 緊急対応と関係機関の連携：この事例は短期間に多くの関係機関が関わった．それぞれの機関が日頃から，事例などを通し連携を育てていたために，スムーズな入院が可能となった．しかし，このような体制は短期間に構築できるものではない．また多くの機関が関わる事例は，場合によっては援助の方向は同じであっても経過の中で関わりの方向性や考え方にずれが生じることもある．その時々の状況に応じてケースカンファレンスを開催するなど，調整機能を生かしたネットワークづくりも保健師の大事な役割である．

⑤ 退院生活に向けてのアプローチ：特に高齢者の場合は，多くの力や協力がないと再び地域で生活することが困難になる場合も多い．この事例もCさんを姉だけがサポートすることには限界があり，退院に向けては，介護保険制度や訪問看護制度などを利用するなど社会資源の活用と，病院，市役所，保健所など多くの機関の関わりと連携が必要となる．何より本人の「また自宅で暮らしたい」という気持ちを尊重し，保健師は退院前から関係機関の調整の役割を担っていくようにする．

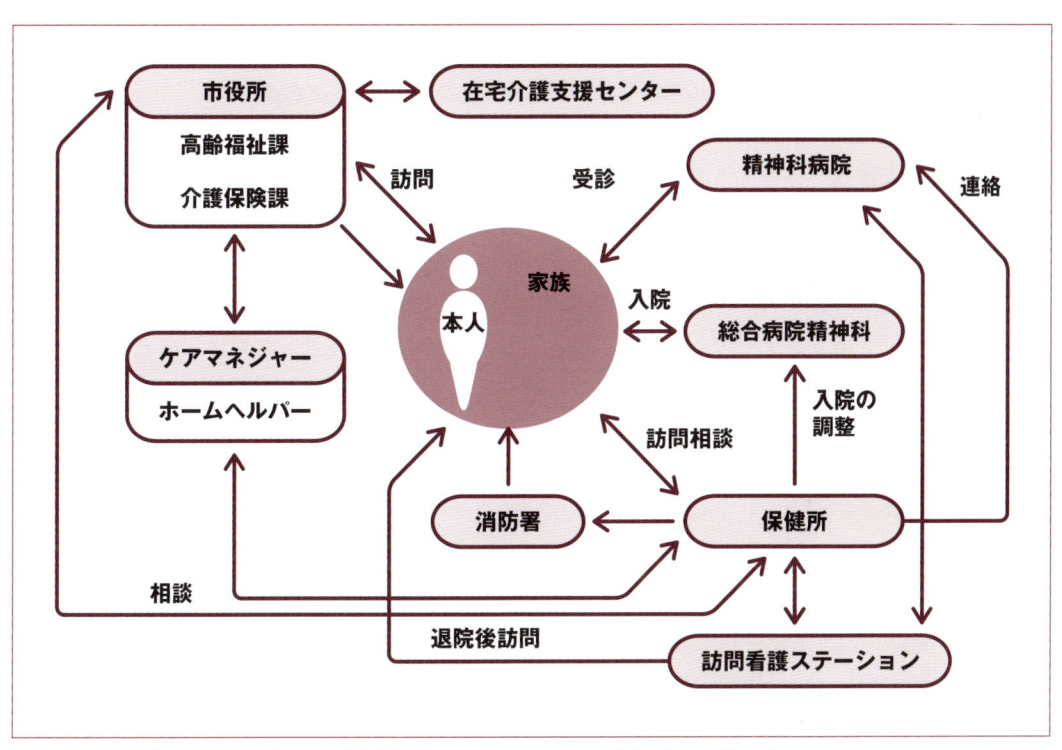

図6-9　在宅生活を支える関係機関のネットワーク（事例3の場合）

● 引用・参考文献
1) 三多摩精神看護研究会編：地域で生活することを支えて—精神障害者との出会いから50年．やどかり出版，2000．
2) 第61回日本公衆衛生学会総会資料集，49(1)，2002．
3) 尾崎　新編：『ゆらぐ』ことのできる力．誠信書房，1999．

第7章 精神障害者地域生活支援センター

1) 地域生活支援センターの概要と現状

　ここ10年ほど，「地域生活支援」「地域支援」といった言葉が障害者分野のみならず福祉分野全般に用いられており，まさに福祉施策のキーワードとも言える．耳触りのよい言葉であり，次のようなことが想像できる．すなわち，「精神科病院入院者が退院をし，地域で生活していくための支援」「知的障害者や身体障害者が収容施設から退所して，地域でホームヘルパーなどの介護者の協力を受けて生活する」「地域の公共施設や制度を利用しながらボランティアなどの協力を受けて余暇活動などを行う」といったことがイメージされる．

　1996年から全国的に運営が始まった精神障害者地域生活支援センターは，2006年10月から，障害者自立支援法の施行により，これまでの精神保健福祉法に変わり障害者自立支援法に基づく区市町村事業となり，相談支援事業と地域活動支援センターⅠ型事業に変更された．新法事業に移行した後も移行前と同様に地域生活支援センターの活動が継続されているところが多い．そのためこの章では，地域支援事業における相談支援事業と地域活動支援センター事業Ⅰ型を地域生活支援センターとして概要，現状，これまでの活動を通して見えてきた役割や今後の課題に触れてみたい．

▶ わが国の地域生活支援センターのあゆみ

（1）地域生活支援センターのはじまり

　1995（平成7）年12月，厚生省（現，厚生労働省）は「障害者プラン―ノーマライゼーション7か年戦略―（平成8～14年度）」を発表した．そのプランの1つとして，身体・知的・精神の3障害種別ごとに地域生活支援センターの設置数値目標が示された．

　身体障害者においては「市町村自立生活支援事業」として，障害者自身の自立生活支援として，介護者派遣，ピアカウンセリングなどを中心に支援がなされてきた歴史があり，その流れを受け地域生活支援センターが事業化された．また知的障害者においては，「障害児（者）地域療育等支援事業」以前，通勤寮などに生活支援ワーカーを配置したことを受け，地域生活支援センターが事業化された．精神障害者においては，授産施設や援護寮などの社会復帰施設に付置する形態を中心に事業化された．**精神障害者地域生活支援センター**は，平成11（1999）年の精神保健福祉法の改正により，単立の社会復帰施設に位置づけられ，職員定数も一名増員さ

れた.

　障害者プランでは,地域生活支援センターの設置基準として,人口30万人に2カ所,各障害種別ごとの数値目標として7年間に650カ所を掲げた.初年度の1996(平成8)年度には精神障害者地域生活支援センターを全国で47カ所予算化し,以後毎年数10カ所が設立されていった.しかし2002(平成14)年度末の精神障害者地域生活支援センターは400カ所弱であり,目標値には達さなかった.2002年12月に発表された「新障害者プラン」においては,2007(平成19)年度までに470カ所の地域生活支援センターを設置することを目標としたが,障害者自立支援法移行により,400カ所にとどまっている.

(2) 地域生活支援センターの運営

　地域生活支援事業の設置は市区町村となり,運営は市区町村が委託した社会福祉法人やNPO法人等が行っている.障害者自立支援法の趣旨から,障害種別を問わずに活動されることを想定しているが,これまでの精神障害者を対象としてきたところでは,専門性が有する特定の障害として重点的に行っているところが多い.

・相談支援:障害福祉サービス等の情報提供,相談アセスメント,ケア計画の作成,サービス調整,モニタリング等の福祉サービスの利用援助,社会資源を活用するための支援,専門機関の紹介等自立した地域生活を営むための総合的な支援を行う.

・地域活動支援センターⅠ型:障害を持つ人が通い,創作的活動または生産的活動の提供,社会との交流の促進を図る.

(3) 東京都における地域生活支援センターの状況

　1997(平成9)年4月,東京都は2カ所の社会福祉法人に試行事業として精神障害者地域生活支援センター(以下「地域生活支援センター」)の運営を認めた.いずれも,通所授産施設と福祉ホームを運営し,その付置型として地域生活支援センターを開設した.両施設とも,以前から相談活動をはじめとして地域生活支援活動の実績が評価されていた.その翌年からは,毎年5カ所程度ずつ開設されていった.東京都健康局は,2000(平成12)年精神障害者の社会復帰施設の今後のあり方について検討会を開催した.審議中間時に発表された中間のまとめ数値目標では,早期に都内各区市すべてに地域生活支援センターを設置し,最終的には91カ所を人口比に合わせて設置したいとした.その後の「東京構想2000」による3カ年整備計画においても,重点施策として挙げられ,2003(平成15)年度末までに50カ所すべての区市に設置するとした.2005年10月には46カ所が開設されており,未設置区市においても,設立準備会などが開かれ,早期開設を目指している.

　運営主体では,当初は授産施設,福祉ホームなどを利用して社会復帰施設に付置する形で,地域生活支援センターを開設している形態が多かったが,社会復帰施設のない地域においては,医療法人や区市からの委託として,NPO法人や民間福祉団体が運営主体となって運営を行ってきている.施設は社会復帰施設の一部を共有して利用したり,公共施設を区市から貸与され利用したり,民間賃貸事務所などを利用したりしている.賃貸施設では家賃を考慮し,比較的狭い場所での活動となっているため,専用相談室のプライバシー保護が十分でなかったり,交流

室が狭かったりと活動に支障が生じることも多い．

開所時間では，午前9時～午後9時まで行っているところから，午前10時～午後6時まで開設しているところまである．24時間の開設は行っていないが，携帯電話などでの緊急対応を受けているところもある．活動内容で特徴を示しているところは少なく，生活支援が活動の柱である．日常生活支援，相談，地域交流を中心に，訪問や同行，面接，電話相談，食事会といった交流プログラムなど，利用者ニーズを受け各地域生活支援センターで創意工夫し活動している．

また，2002年度からの「精神障害者居宅生活支援事業」のはじまりや，これまで保健所で行っていた生活などに関する一般相談が2003年度から市町村に移行されたことに伴い，その相談業務の一部が地域生活支援センターに委託されているところも増えてきている．

障害者自立支援法の移行においても，大きな事業内容の変更はない．

現在，都内には精神障害者を主対象とした地域生活支援センターは52カ所で，相談支援事業と地域活動支援センター事業Ⅰ型に加え，障害程度区分認定調査や生活サポート，居住サポート，退院促進等の事業委託がされてきている．

（4）東京都小平市における地域生活支援の取り組み

東京都小平市は東京西部多摩地域北部に位置し，人口は約18万人で，都心に通う人たちのベッドタウンである．1940（昭和15）年に国立傷痍軍人武蔵療養所（現，国立精神・神経センター病院）が，結核患者，精神病者を対象として開設された．現在は，民間の精神科病院2カ所と合わせて約1,300床の精神病床を有し，都内でも精神病床数の多い地区となっている．精神保健活動も比較的に早い時期から，保健所，病院，福祉事務所を中心にはじまった．小平地域精神衛生業務連絡会は1969（昭和44）年に発足し，活動をはじめた．定例会では精神障害者の地域生活についての事例検討や連絡調整，情報交換，学習などを行ってきた．会議での話題として，何人かの事例が報告された．その中身は「これまで働いていた職場をやめた（または病院を退院した）が，日中行く場所がない」といった問題など，在宅の精神障害者の通所場所の問題が頻繁に取り上げられ，仕事の場，訓練の場の必要性が浮き彫りとなった．この頃，知的障害者や身体障害者の家族や当事者，養護学校の教諭などから「学校を卒業しても働く場所がない」「毎日家に居るのはいやだ」との声があがり，共同作業所づくりがはじまった．

小平地域精神衛生業務連絡会でも，精神障害者を対象とした共同作業所をつくりたいとの声があがり，知的，身体障害の作業所を運営している団体と協力し，1976（昭和51）年に全国で最初の精神障害者共同作業所「あさやけ第二作業所」が誕生した．場所は障害をもつ家族が所有するアパート（4畳半2間）を無償で借り，開所当初は主婦や学生などのボランティアによる運営で行った．利用者は保健所や福祉事務所，精神科病院からの紹介により来所し，開所半年経過した頃には10名を超えた．場所もだんだんと狭くなり，別のアパートを借りることになった．職員も日替わりのボランティア体制では利用者に責任がもてないということで，公的補助金のないなかで，専任職員を配置することにした．利用者の活動の中心である仕事の確保や運営費の確保など，厳しい運営が続いた．運営費の確保として，市民に呼びかけながら，廃品回収やバザー，物品販売，寄付金集めなどを積極的に行いながら，一方では市や都にも運営費

助成の要望を続けた．市の理解により，障害者補助金制度の運用や東京都職親制度（現，精神障害者社会適応訓練事業）の作業所適応を受け，次第に運営に明るい見通しが出てきた．1981（昭和56）年には，東京都としても全国に先駆けて「**東京都精神障害者共同作業所補助金制度**」*が実施された．

　その後，作業所の数も年々増加した．「あさやけ第二作業所」も社会復帰施設の制度化により，1994（平成6）年に無認可作業所から通所授産施設に制度変更をした．現在市内では2000年度から法定化した**小規模通所授産施設**など，5カ所の通所施設に約130名が通っている．これまでの当作業所の特徴として，比較的働くことに重きをおき，工賃を稼ぎ支給することと合わせて，一般就労へ向けた支援にも力を注いできた．年数を重ねてくるにつれ，利用者の年齢も高くなり，単身生活者が増えてくる状況にあった．作業所においても金銭や服薬の管理，家庭訪問，病院への同行などの生活支援も必要となってきた．また地域からの相談も作業所への通所に関することに限らず，地域生活に関する相談が増えてくるようになった．

　1996（平成8）年，精神保健福祉法における「**地域生活支援事業**」の開始に伴い，地域生活支援センターが事業化され，補助金の助成を受けることができるようになった．こうした動きを受け，当作業所の運営母体である法人も，地域生活支援センター事業の開設に向けて本格的な検討をはじめた．

*東京都精神障害者共同作業所補助金制度：通所者，職員数で3ランク（A：通所者15名以上に対し職員3名以上，B：通所者10〜14名に対し職員2名以上，C：通所者6〜9名に対し職員1名以上）に分かれ，東京都から補助金が出される制度．

（5）「地域生活支援センターあさやけ」の開設

　1998（平成10）年10月通所授産施設「あさやけ第二作業所」の建物の2階部分を利用して，「地域生活支援センターあさやけ」（以下「センターあさやけ」）を開設した．開設前には，保健所をはじめ市役所，作業所，家族会，社会福祉協議会などと地域生活支援センターの機能や活動について意見交換をし，関係機関への協力を要請した．開設当初は作業所に通う者からの利用者が多かったが，半年を過ぎた頃から病院や保健所からの紹介で，少しずつ地域からの利用者も増えてきた．気軽に来られ，気軽に相談できる場所として市内ではじめての民間の機関であったため，できるだけていねいに対応していくことを職員間で確認した．職員も開設時は常勤職員2名と非常勤職員2名配置で，作業所職員だった筆者と1年間ボランティアとして作業所に関わった女性が常勤となり，社会福祉協議会での精神保健ボランティア講座を受講した主婦，作業所利用者で当事者活動経験者の男性と元作業所職員の男性の3名が非常勤職員となった．当時はまだ開設している地域生活支援センターが少なかったが，各地域生活支援センターとの情報交換をしながら，「利用しやすさ」を念頭に活動内容や利用時間について考えた．利用時間および開所日は，運営要綱でも，夕方，夜間および休日など，利用度の高いと考えられる時間帯に対応することが望ましいとされている．「センターあさやけ」においても午前10時〜午後8時までの開所時間とし，日曜日のみを休日とし，年末年始，ゴールデンウイーク，お盆などにも開所することにした．そのため交替勤務をとり，体制的には厳しかった．2000年度からは社会復帰施設に位置づけられ，職員定数も常勤1名が増員された．また2002年度から

市町村において開始された「精神障害者居宅生活支援事業」，ならびに，これまで都道府県保健所で行われていた相談業務のうち，社会復帰や生活に関する相談および福祉手続きの相談などが市町村へ移管されたことを受け，市から相談業務の一部が「センターあさやけ」に委託され，常勤職員1名が増員された．2008年度からは，東京都精神障害者退院促進事業を受託し非常勤職員を増員し活動も広がってきている．

▶「センターあさやけ」の現在の活動

（1）「センターあさやけ」への新規相談

　開所10年が経過し，登録者は173名（2009年3月末現在），2008年度の新規相談件数は158件で，35名が新規登録した（図7-1, 2）．精神保健一般相談が市町村に移管されたこともあり相談者が急増した．相談者の内訳は，本人が125名，家族27名，精神保健機関等関係者6名で，本人からの相談が圧倒的に多く，「センターあさやけ」を利用している人からの紹介や，保健所や市役所，病院からの紹介で相談にくる人が多かった．また家族も同じように保健所などの関係機関からの紹介で相談に訪れた．

　相談の主な内容は以下の通りである．
・在宅で，毎日通所することはまだできないが，調子のよい時に行ける場所がほしい．
・現在は入院中．もうすぐ市内に退院を予定しており，地域で生活支援を受けていきたい．
・毎日通える場所（作業所やデイケア）を紹介してほしい．
・就労しているが友達がいないし，話し相手もいないので気軽に話せる相手がほしい．
・通院の際に病状を主治医へどのように伝えたらよいのかわからない．
・福祉制度や手続きの方法がわからない．

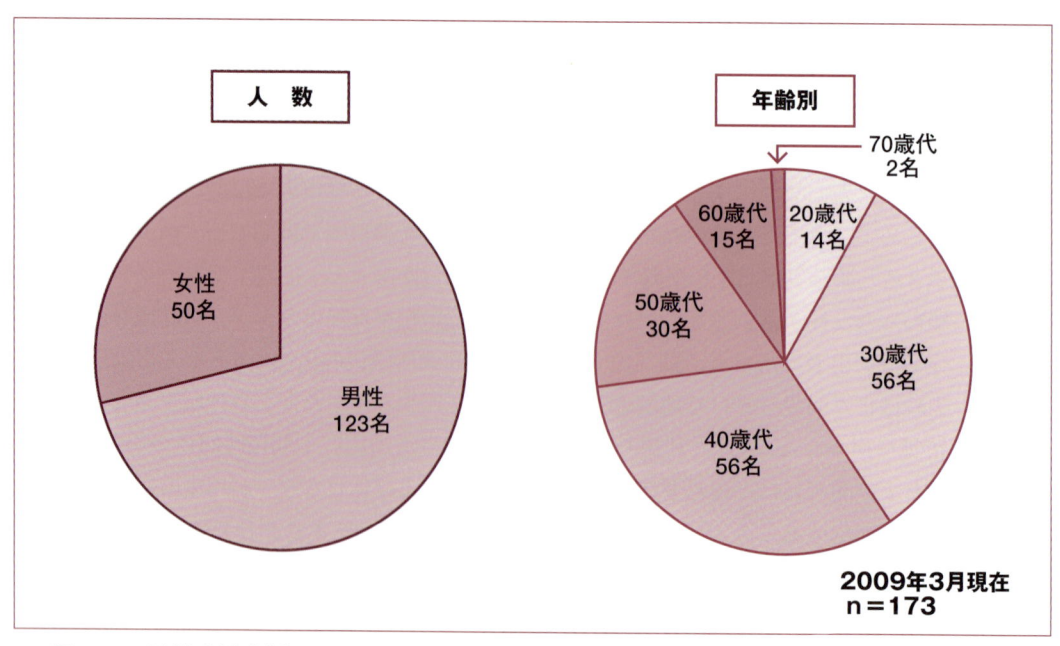

図7-1　地域生活支援センターあさやけ登録者数（男女別・年齢別）

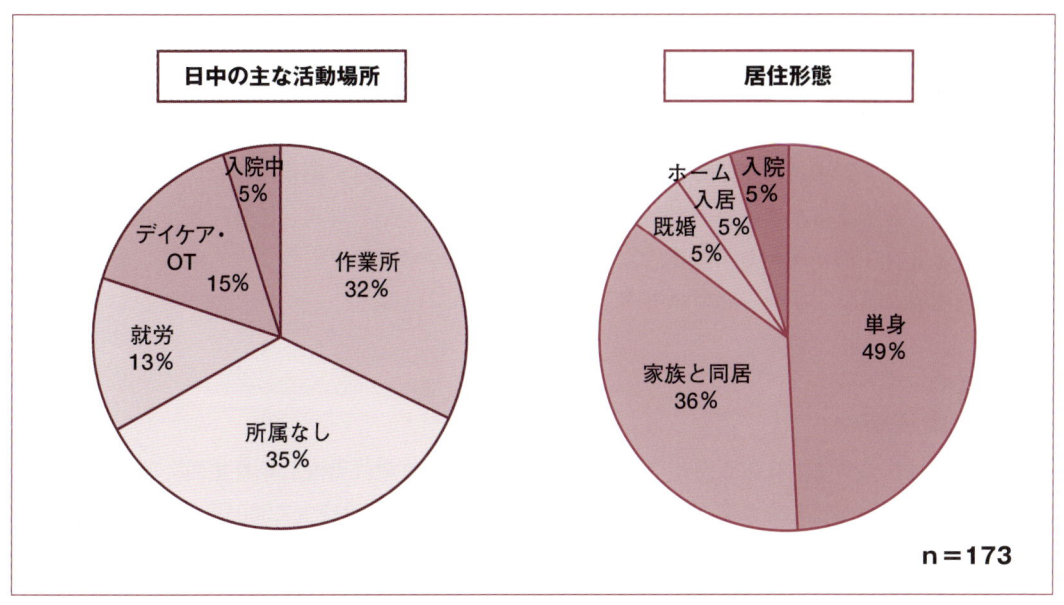

日中の主な活動場所
- 入院中 5%
- 作業所 32%
- 所属なし 35%
- 就労 13%
- デイケア・OT 15%

居住形態
- 入院 5%
- ホーム入居 5%
- 既婚 5%
- 単身 49%
- 家族と同居 36%

n=173

図7-2　登録者の日中の主な活動場所と居住形態（地域生活支援センターあさやけ）

・病気のことや子どもへの対応について悩んでいる．

　以上のような初回相談を受け，「センターあさやけ」では情報の提供と，相談内容に伴う専門機関の紹介などで対応している．また作業所の通所やグループホーム入居，「センターあさやけ」の交流スペースの利用，生活支援などへと導入した場合には，継続的な関わりを行っている．

（2）「センターあさやけ」の利用と登録

　新規相談後，「センターあさやけ」の相談や夕食会，入浴・金銭管理などの生活支援プログラムの利用希望者は，おおむね1カ月くらい試験的に利用した後，再度職員との面談を行い，継続して利用を希望する場合には，利用登録の手続きをしてもらう．登録料は1カ月100円で，原則年払いとしている．

　利用規程としては，あまり細かなことは求めておらず，利用時間やルールを守る，暴力や飲酒をしない，関係機関連絡の了解，登録料の支払いなどを挙げている．毎年登録更新時には，利用・支援内容について本人に再確認をしていく．他の地域生活支援センターでは，主治医の意見書の提出や初回相談において紹介者の同席が原則とされているところもある．「センターあさやけ」では，前記の方法で行っているが，現在までに大きな支障は起きてはいない．

（3）日常生活支援

　地域生活支援センターの活動の1つに，日常生活支援がある．これは文字どおり利用者個人に対する支援である．具体的内容として，金銭や服薬の管理，入浴，洗濯，家庭訪問，病院・役所・ハローワーク・作業所・グループホームなどへの同行や情報提供を行う．

　利用者から「ここ2，3日調子が悪くて外に出られない．食事もあまり食べていない．もしできれば食事を買って届けてくれませんか」と電話がきたり，「先週の通院の時，調子が悪いと

話したら，薬が変わって飲んでもあまりよくならないんです．先生にうまく話ができないので，できたら一緒に病院に行ってくれませんか」などの相談が時々あり，関係機関とも連絡をとり合いながら，タイミングよく訪問や同行を行っている．金銭や服薬の管理は，本来本人が自己管理すべきことであるが，少し調子がよいと薬を飲み忘れたり，副作用のために飲まなかったりして調子を崩すこともある．金銭面でも，衝動買いやギャンブル，飲食にと予想以上に出費してしまい，生活が困窮してしまったりと，時に援助が必要とされることもある．そのような時に利用者と話をしながら必要な生活上の支援を行っている．

コラム　金銭管理

「生活費あと3,000円どうしよう」　Aさん（50歳代男性　単身生活）

「年金が支給される日まであと10日もある．残りの所持金3,000円，どうしよう」「またパチンコしてしまった．もうけられると思ったけどだめだった，どうにかしてください」とセンターあさやけに来た．またかと思ったが，「支援センターではお金は貸すことはできません．今後のことを一緒に考えますか」と話した．翌日，開口一番「支援センターにお金を預けます．管理してください」と言ってきた．

どうして計画的に使えないのか，生活の様子を聞くと，「あまり先のことは考えずに暇になるとパチンコに行ってしまう」と言う．当面，必要経費を支払い，小遣いは週払いとしてみた．しかし3日目でまたパチンコ．今度は1日おきとした．「センターあさやけ」としてもできるだけ自分で金銭管理ができるよう，本人と頻回に話をしながら解決の糸口をみつけようとしている．

コラム　消費生活センターへの同行

「あの時は本当に困った」　Bさん（40歳代男性　単身生活）

「日曜日に部屋でのんびりテレビをみていたら，ドアをノックする音がしたので開けてみたら，新聞勧誘で，すぐにドアを閉めようとしたら，足でドアを押さえて閉めさせなかった．30分ほど断り続けたあげくに根負けして印鑑を押してしまった．生活保護であまり余裕もなく本当は断りたかった」と相談に来た．その後再度断りの電話を入れたが無理だと言われたとのこと．「市消費生活センター」のあることを市報で知り，「センターあさやけ」職員と一緒に相談に出かけた．

「市消費生活センター」から直接新聞店に連絡してもらい，手続きをして1カ月の契約のみで止めることができた．「自分1人ではどうすることもできなかったが，支援センターの人も一緒に市役所まで行って説明してくれてとても助かった」と話す．

これを機に「センターあさやけ」のSST（生活技能訓練）で，勧誘を断わる上手な方法について話し合った．

（4）電話相談・面接相談

　相談活動も地域生活支援センターの大事な仕事であり，生活に関する悩みや心理的悩み，医療・対人関係・仕事の悩み，制度や行政関係の手続きなどまで，いわゆる何でも相談を受けている（図7-3）．相談は電話と面接で午前10時～午後8時まで受け付けており，現在1日の電話相談は平均22件，面接相談は平均9件となっている．この数は，年々2割ほど増え続けている．毎月の新規相談も，2002年度から保健所の相談業務の一部が市町村に移管されたため，著しく増加している．日常相談の内容では生活に関することや心理的悩みが最も多く，「朝起きて何だか気分が落ち込んでいて誰かに気持ちを聞いてほしくて電話した」「昨日家でちょっとしたことで父親と口論になった．今日家に帰ってどう話をしたらいいかわからない」「食欲がない，何も食べる気がしない」などといった相談が日々寄せられる．新規の相談では，「日中調子のよい時にちょっと行ける場所がほしい」「気軽に話を聞いてくれる場所がほしい」「仕事がしたいんだけど，長続きせずどうすればいいのかわからない」といった内容の相談が多い．また地域の機関からの利用者の紹介や，地域生活支援センター設立にあたっての運営に関する相談や，利用者への処遇についてなどの問い合わせも多い．相談業務は，2002年度からの一部相談業務の市町村移管に伴い，「センターあさやけ」に市から委託された．そのため市の精神保健福祉相談窓口と密接な連携をとりながら，相談業務にあたっている．「センターあさやけ」

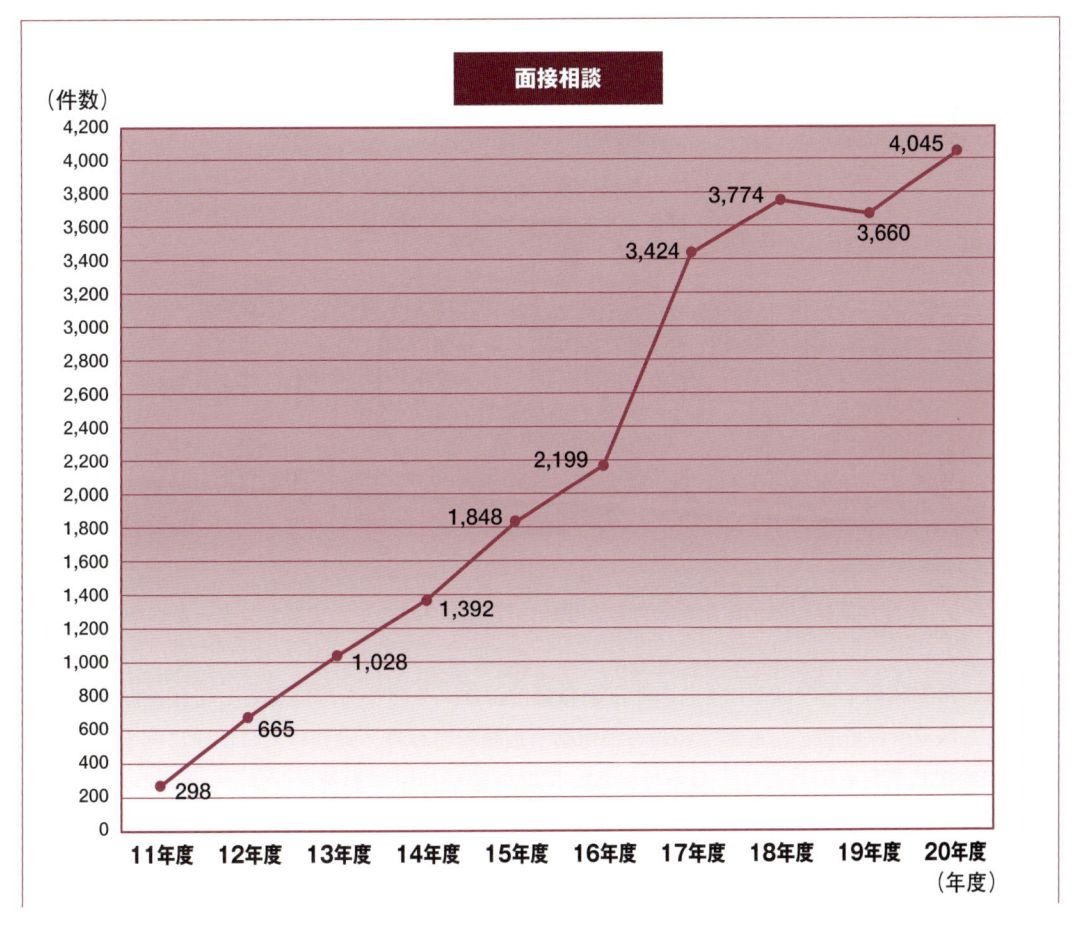

面接相談

年度	件数
11年度	298
12年度	665
13年度	1,028
14年度	1,392
15年度	1,848
16年度	2,199
17年度	3,424
18年度	3,774
19年度	3,660
20年度	4,045

電話相談

年度	件数
11年度	2,202
12年度	3,185
13年度	4,138
14年度	5,300
15年度	5,373
16年度	5,864
17年度	6,116
18年度	6,414
19年度	6,646
20年度	6,823

相談内容内訳（平成20年）

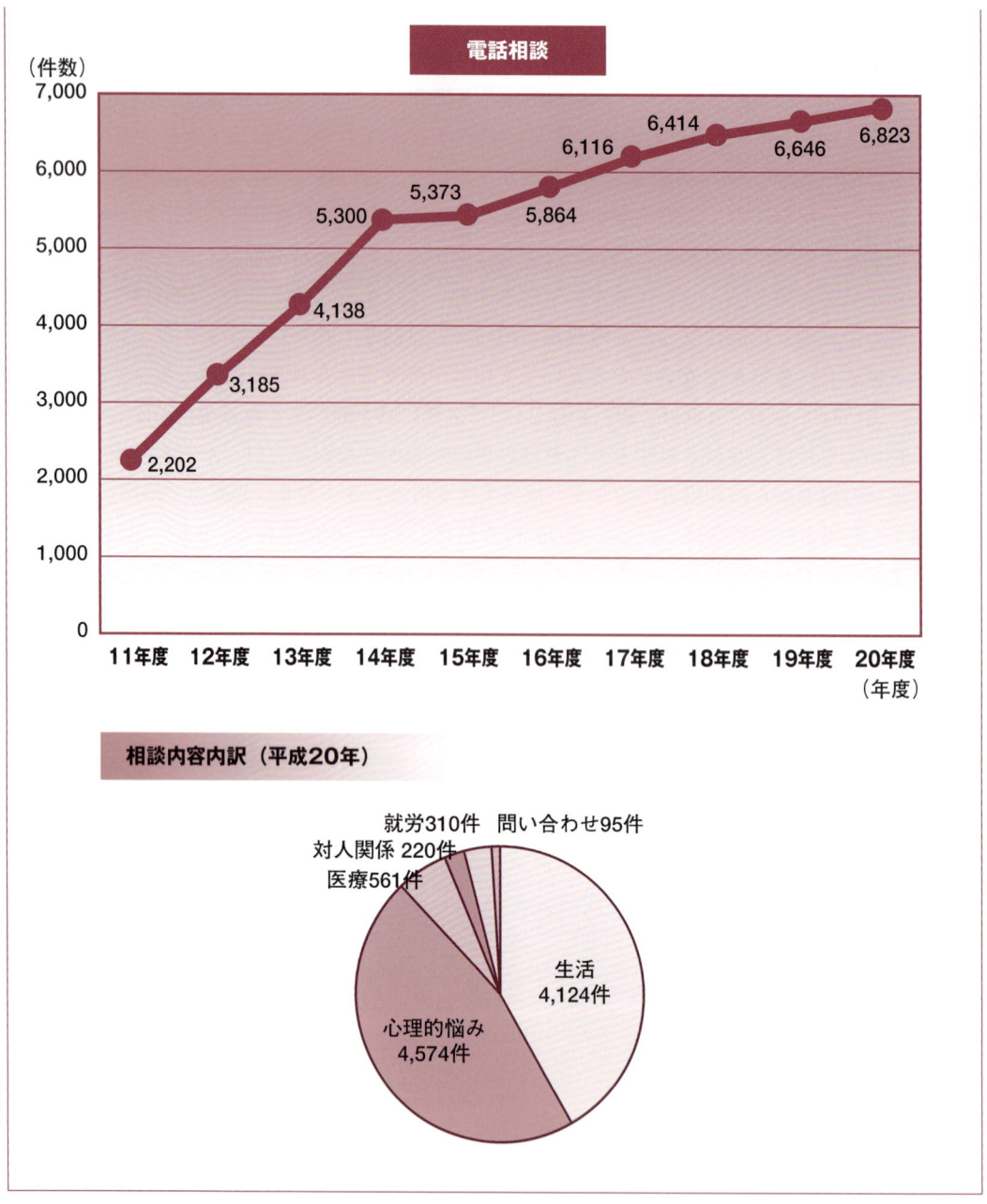

- 生活 4,124件
- 心理的悩み 4,574件
- 医療 561件
- 対人関係 220件
- 就労 310件
- 問い合わせ 95件

図7-3 年度別面接相談・電話相談件数と相談内容内訳（地域生活支援センターあさやけ）

には，常勤職員4名のほかに4名の非常勤職員がおり，そのうち専門職として精神保健福祉士やもと保健所保健師と，もと「いのちの電話」相談員がおり，勤務時には健康に関することや心理的相談業務も担当してもらっている．保健所や精神保健福祉センター，「いのちの電話」などでも，電話や面接の相談業務を行っているが，利用者や家族へのアンケートによると，身近で気軽に相談できる場所がもっとほしいとの意見が多数寄せられた．

> **コラム　相談の一例**
>
> 「落ち込みそうになるとすぐに電話してしまう」Cさん（50歳代男性　単身生活）
>
> 　これまで高齢の両親と同居してきたが，2～3年ほど前から父親の認知症が進み，母親も父親の世話がほとんどできないほどの認知症で，そのため精神病を抱える自分が昼間は働き，家に帰れば両親の介護と家事を担ってきた．老人ホームへの申し込みから，面接，体験入居の付き添いなど，すべて自分がやらなくてはならなかった．時々イライラして両親に大声を出したこともあった．しかし，落ち着くと両親にすまなかったと思う．その繰り返しが続いた．そんな時，センターあさやけに行って話したり，電話で愚痴を言ったりして，職員に話を聞いてもらえたことでとても気持ちが楽になった．申し込んで1年以上待って，ようやく父は老人ホーム，母は老人保健施設に入居できた．ずっと両親と一緒に生活できるとよいが，病気を抱える自分には無理だ．でもできるだけ面会をし，外泊もさせてあげようと思っている．

（5）交　流

　交流活動も，地域生活支援センターのもう1つの大きな活動である．気軽に利用できる場所として，「作業所が終わったから」「今日調子が良いから来てみた」「話し相手がほしいから」「具合悪いけど家に1人でいるのは辛い」といった感じで利用がなされている．また，精神科病院の入院者が地域への退院を目指すにあたり，地域生活支援センターの生活支援や交流活動を利用することにより，地域生活のイメージがもて，退院後の生活にスムーズに移行されるということからで，精神保健福祉士のすすめによる利用も増えてきている（図7-4）．交流スペースを使いながら，お茶を飲んで友だち同士おしゃべりしたり，音楽を聴いたり，本を読んだり，パソコンで遊んだり，また，夕食会や，利用者が講師を務めてくれる英会話，女性のための書道，麻雀，SST，利用者ミーティングなどのプログラムも好評である．利用人数は1日平均25名ほどで，現在は午後から夜間にかけてオープンしている．利用者のニーズや意見を聞きながら行っているところである（写真1, 2）

交流・来訪者

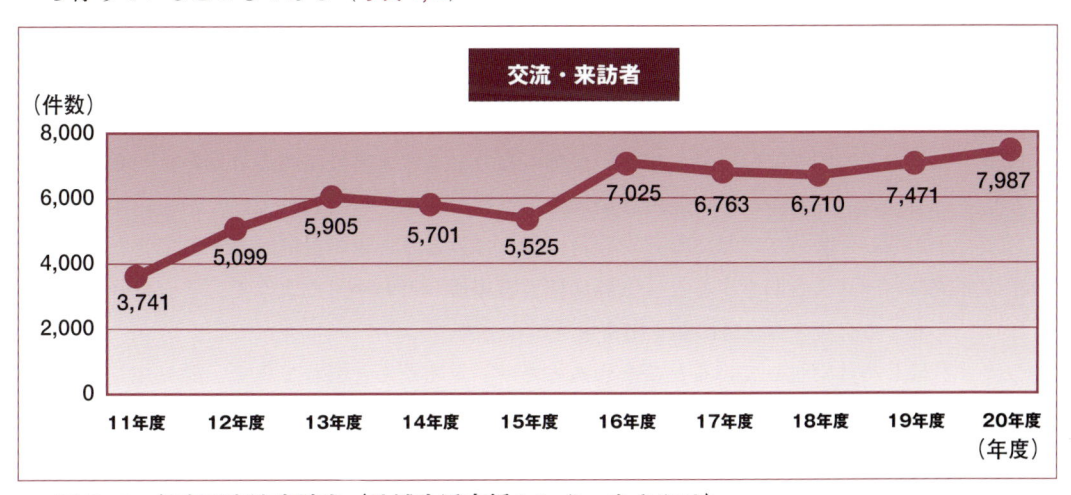

年度	件数
11年度	3,741
12年度	5,099
13年度	5,905
14年度	5,701
15年度	5,525
16年度	7,025
17年度	6,763
18年度	6,710
19年度	7,471
20年度	7,987

図7-4　年度別交流来訪者（地域生活支援センターあさやけ）

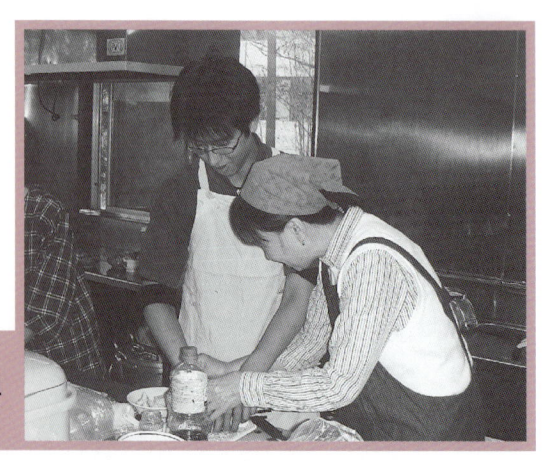

写真1　プログラム「お手軽クッキング」
　　　：ボランティアと一緒につくる簡単な料理教室（センターあさやけ）

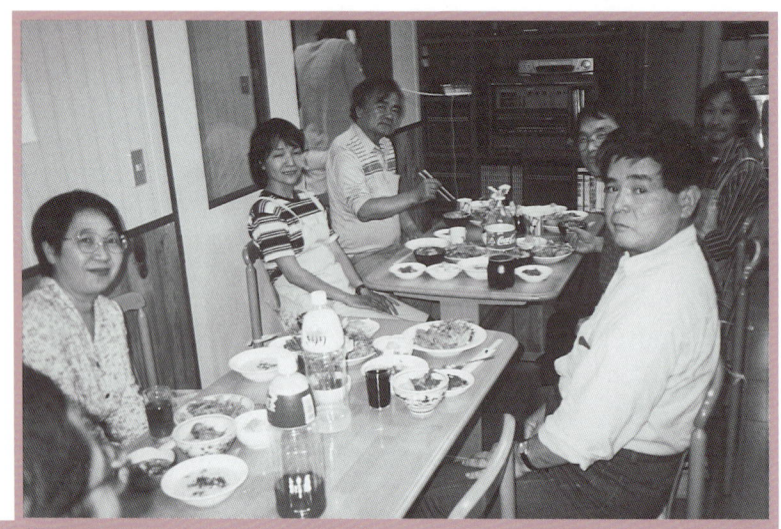

写真2　夕食会の様子（毎週火曜日：センターあさやけ）

コラム　交流の一例

「行ってみたら楽しかった」　Dさん（30歳代女性　単身生活）

　Dさんが地域生活支援センターにはじめて保健師と来所したのは，2年ほど前になる．長い間家にいて外に出るのが怖くなり，ますます外に出るきっかけがなくなっていた．保健師からたびたび地域生活支援センターに誘われていたが，いつも調子が悪いと断っていた．なぜか今日は行ってみようと思い保健師とやってきた．交流スペースの説明をすると「気軽に使える場所」とわかったようで，それ以降ちょくちょく交流スペースに顔を出すようになった．

　はじめは緊張しているところもあったが，だんだんと慣れてきて，顔見知りも増えてきた．1人になりたい時には交流スペースの一角で本を読んだりして過ごしている．来るのも帰るのも過ごし方も本人のペースで使っている．

(6) 地域連携

地域生活支援センターの機能を十分発揮させることは，地域の関係機関や協力者とより多くいかに強く連携をしていくかにかかっている．生活支援ニーズに敏速に応えていくことや，相談業務での専門機関との連携，交流活動におけるボランティアの協力などが必要とされている．一方で，ボランティア団体への支援として，市民を対象にしたボランティア講座の支援や地域家族会の例会の開催，資料の発送実務の協力などを担ってきている．地域連携が比較的スムーズに行われているのは，これまでの長い歴史をもつ小平地域精神保健福祉業務連絡会などとのつながりがあるからで，そして「センターあさやけ」もこの一員として活動に参加してきている．

2）新たな地域連携への取り組みと今後の課題

▶ ケアマネジメントとホームヘルプ事業

1998（平成10）年3月「**精神障害者ケアガイドライン**」が発表され，これに基づき「**精神障害者ケアマネジメント体制整備推進事業**」がはじまった．**ケアマネジメント**とは障害者や高齢者の地域生活を総合的に支えるために行われる調整システムであり，地域生活が継続的に行われるための福祉サービスの提供内容を，利用者のニーズを中心におきながらアセスメントしていくものである．「センターあさやけ」においても2000（平成12）年，2001（平成13）年に試行事業を実施した．ケア計画の策定から，新たな機関との連携もはじまった．

また2002（平成14）年度から「精神障害者居宅生活支援事業」が実施され，その1つに「**ホームヘルプ事業**」がある．「センターあさやけ」では居宅生活支援事業の開始に先立ち，2001（平成13）年から地域の介護支援事業所と連携しホームヘルプ事業を実施してきた．

以下，「センターあさやけ」でのケアマネジメントとホームヘルプの取り組みについて事例を通して紹介する．

事例1　精神障害者ケアマネジメントを行っての生活支援

単身生活のEさん（40歳代，男性）は，高校生の頃，発作を起こし，てんかんと診断を受け，以後数回入院した．30代後半に，退院してアパート生活をはじめた．「センターあさやけ」へ相談があったのは数年ほど前，Eさんを担当する生活福祉課ケースワーカーからである．「退院してきたが，生活リズムの乱れから昼夜逆転，不規則な生活，そして偏った食生活と生活全般に問題が生じてきている．食事提供と金銭管理，入浴利用をお願いしたい」とのことであった．日中は毎日午前中，通院先の病院の作業療法に通っていた．生活費は生活保護を受給していた．

Eさんもケースワーカーの話に同意しており，「センターあさやけ」の利用をはじめた．最

初の1〜2週間は約束どおりに来所していたが、だんだんとセンターから遠のきはじめ、部屋に閉じこもりがちとなった。訪問をして話を聞くと、「外に出るのは面倒くさい、お金もないので食事会、入浴も利用できない。毎日テレビゲームをずっとやっている」と言う。部屋には少しのお米とカップラーメンが数個あった。所持金は数百円で、生活保護の支給までにまだ10日ほどあった。これから毎日「センターあさやけ」に顔を出すように話をして、食事代や入浴代は生活保護が出たあとで支払ってもらうことにした。その後も連絡がない時にはこちらからも連絡をしたりして、少しずつ「センターあさやけ」との関係ができてきた。しかし、パチンコや電化製品の購入など、予定外の支出が相変わらず続き、ローン会社からの借金も増えていった。「もうこの先は何も考えられない」と、落ち込んだ声で話してきた。

　地域生活支援センターを中心にした支援体制だけでは課題が大きく、関係機関と連絡をとり合った。その結果、Eさんの生活を長期的に支援していく必要があるので、ケアマネジメントを行い、支援内容を本人を含め関係者で検討していくことになった。本人も快く了解し、面接を開始した。厚生労働省が示した「精神障害者ケアガイドライン」に基づきケア計画を進めていった。相談票、アセスメント票、ケア計画書と順次作成し、Eさんの生活状況から今後の生活の希望、そして支援してほしい内容まである程度確認ができた。本人から10項目のニーズが挙がり、ケア会議を開催し、主治医、ケースワーカー、生活福祉課担当者、保健所保健師が出席した。ケア計画で本人から出された要望にできるだけ応えていくことを話し合いで確認し、ケアパッケージの実施内容を確認した。本人からのニーズを順次実施し、その後さらに、金銭管理、夕食サービス、ホームヘルプサービス、相談場所、作業所通所と、これまでの関わりの機関からさらに地域の機関を広げて生活支援を行うことができている。Eさんは現在、発作も減り安定して作業所に通い、アルバイトを探したり、パソコン講座に通ったりしている。生活リズムも整い、生活費も毎日本人に手渡していたのが、週1回渡すようになり、貯金も少しずつでき、パソコンを購入したり旅行にも行けるまでになっている。

　Eさんを支援する関係機関とモニタリングを行いつつ、必要に応じて連絡調整を行っている。

事例2　地域生活支援センターにおけるホームヘルプ事業の取り組み

　「センターあさやけ」の活動が開始し2年くらいした頃、単身生活の男性利用者Fさんから、「引っ越ししてから3カ月経つが、まだ布団と必要な物しかダンボール箱から出していない。どのように片づけたらいいのかわからない」との話があった。片づけ方を説明すると、何度か「やってみる」と言っていたができている様子がなく、家庭訪問をすることにした。訪問をしてみると、話の通りダンボール箱が積み重ねられ、食べた後のゴミや新聞紙、ペットボトルなどが散らかっていた。「片づける気がしない」と話す。みかねて少し片づけて帰ってきた。その後も片づけをしてほしいと言ってきた。「センターあさやけ」としては、掃除での訪問は頻回にはできず、ボランティア団体にも聞いたが、定期的にできるボランティアもみつからなかった。そこで、「センターあさやけ」の夕食づくりをお願いしている介護支援（ホームヘルパー）事業所に相談をもちかけた。

　介護支援（ホームヘルパー）事業所でもこれまでに精神障害者のホームヘルプに携わること

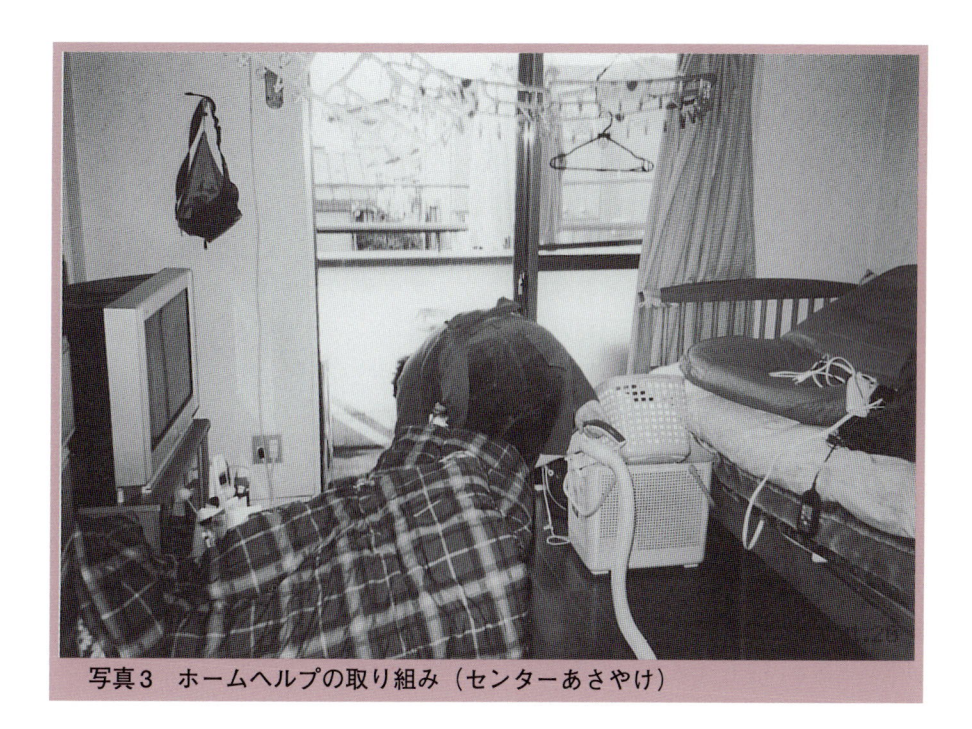

写真3 ホームヘルプの取り組み（センターあさやけ）

はほとんどなく，不安との意見が聞かれた．そこで本人に会ってもらったところ，お互いに印象がよく，その後家庭訪問をして実際に手伝ってもらう場所や内容を確認し合い，試行的に掃除をしてもらうことにした．「センターあさやけ」もしばらく訪問をして一緒に手伝うことにした．ヘルパーもはじめての人にどのように対応したらよいのか不安であると同様に，利用者にとっても他人が自分の部屋に入って来るわけで，双方ともにとても緊張し不安な様子であった．ケアマネジャーが調整役を担ってくれるが，細かなところまでの状況の把握は難しく，そのため利用者が関わっている施設や関係機関からの援助も受け，これによって現在は支援がよりスムーズに行えている．また利用者ができること，やれること，教えてもらってやりたいことなど支援内容についても話し合いをしながら行ってきている．定期的にヘルパーとの懇談会や関係機関調整会議などを行って，現在も快適に過ごしている（写真3）．

地域生活支援センターの役割と今後の課題

「地域生活支援センター事業」が1999（平成11）年に法定化して7年，各地に広がり，地域の精神保健福祉の拠点となりつつある．「新障害者プラン」において，社会的入院者の退院促進案が出され，今全国各地でこの実現に向けての取り組みがはじまってきている．この施策において地域生活支援センターの果たす役割には大きな期待が寄せられている．

そこでこの章の最後に，地域生活支援センターがこれまでに果たしてきた役割を整理し，今後の課題について述べたい．

（1）活動内容と役割

これまでの活動を通して，地域生活支援センターが地域精神保健福祉活動に果たしてきた役

割として，以下の項目が挙げられる．
- 社会復帰や地域生活をしていく上での身近な相談の場
- 日常生活での必要な支援（訪問，同行など）を迅速に行う場
- 地域生活を行う上での支援内容についての協議とコーディネーターとしての役割
- 気軽に利用できる交流スペースでの仲間づくりを通した生活の安定のための場
- ボランティア教育，ボランティア育成のコーディネーター機関
- 精神保健福祉に関する市民への啓発と情報提供の場

（2）今後の課題

　まだまだ活動期間が短いため詳細にまとめ切れないが，着実に利用者は増え，期待が高いことも実感している．しかし同時に，運営や活動上の課題も多くある．
　今後の課題としては以下が挙げられる．
- 職員配置の不足という問題の解決
- 関係施設・機関との連携の促進
- 地域生活支援を円滑化するケアマネジメントの活用の推進
- 行政との相談事業などの役割分担の明確化
- 支援対象者の障害の多様化への対応
- 社会的入院者の退院促進などの取り組み

　これらの課題を制度面，財政面，運営面などから1つひとつ解決していきながら，期待に応えていかなければならない．誰もがどこの地域に住んでいても同じ支援が提供されなければならないし，よりきめ細かな支援が提供されなければならない．地域生活支援センターの活動エリアの関係機関をはじめ，より多くの市民と協力をし，さらに有効な連携を確立していくことが求められている．

（地域生活支援センターあさやけ連絡先：〒107-0031 小平市小川東町4-2-1 小平元気村おがわ東1F　Tel 042-345-1741）

■ 参考文献

1) 東京都立多摩総合精神保健福祉センター編：精神保健福祉の動向 多摩地域編．2008．
2) 特集 地域生活支援センターは機能しているか．精神保健ジャーナルゆうゆう，44，2002．
3) 生活支援センターあさやけ編：風に吹かれて．2008．
4) 伊藤善尚：街の風に吹かれて．自費出版，2000．

第8章 看護者による地域支援

　この章で看護者による地域支援の実際として,「NPO法人いたばし」が運営する「ひあしんす城北」の活動と,グループホーム「ドリームS」の活動について紹介する.「NPO法人いたばし」は,精神科病院における長年の看護経験をもつ看護師らが,「地域で精神障害者を支援する場をつくりたい」という思いから設立したものである.
　現在,「ひあしんす城北(就労継続支援事業所)」,グループホーム「ドリームS」はともに,障害者総合支援法によるサービスに位置づけられている.

1) 就労継続支援事業所での活動の実際

▶ 就労継続支援事業所

　1970年代地域における福祉施策が未整備であった中,精神障害者が地域で活動する場として,精神障害者小規模作業所(以下,作業所とする)が家族や関係者によって設立され,草の根的に発展してきた歴史がある.集う場を提供する居場所的なところから,レクリエーションを中心とした活動,軽作業や自主製品の製作,喫茶店などの経営,お弁当の宅配などの活動を行うところまで,それぞれの地域のニーズに沿ったユニークな活動が展開されていた.
　2005年に障害者自立支援法が成立した後,作業所の多くは障害者総合支援法(旧,障害者自立支援法)に基づく就労移行支援事業所,就労継続支援事業所,地域活動支援センターなどに移行し,活動を展開してきた.
　「ひあしんす城北」は,心の病を体験した人々が地域の中で回復し,その人の望む生活を実現することを目的に,地域における包括的なリハビリテーション活動を市民とともに行っている.現在,利用者30名が登録しており,月曜〜金曜の9時半〜16時まで活動している.演劇とCDのパッケージ等の軽作業が主な活動内容である.以下,「ひあしんす城北」で行っている援助の実際を紹介する.

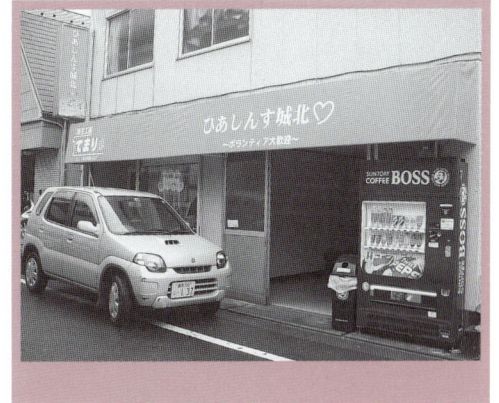

▶ 就労継続支援事業所での援助の実際:「ひあしんす城北」の場合

(1) 就労継続支援事業所利用開始までの手続き

利用開始までには,図8-1のような流れがある.

- 利用希望者本人や,本人を支えている専門職から連絡がくる
- 日時を決めた上で利用希望者は見学や簡単な体験参加をする
- 本人からの利用についての意思表示を待つ
- 本人から利用の意思表示があれば,本人と話し合い,サービス利用の目的や共通の達成目標の明確化を行う(この段階は仮契約)
- 体験利用(1週間程度の通所を行う)
- 面談をもち,本人の利用意思と利用目的に提供するサービスが合致しているか,相互の意向を話し合う
- 正式な利用契約
- 利用開始

障害者総合支援法によるサービスは,利用申請(窓口は市町村)の後に,調査,審査・判定,障害支援区分およびサービス支給量の決定が行われ,利用契約となる.

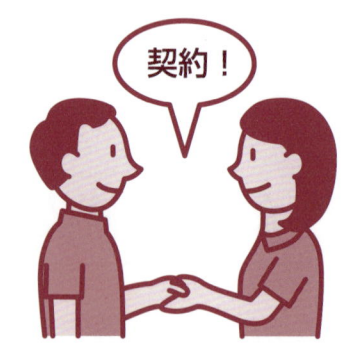

図8-1 利用までの手続きの流れ(「ひあしんす城北」の場合)

① 利用契約をむすぶ

利用にあたっては,必ず本人に利用についての意思の確認をし,その上で利用する目的や目標を尋ね,体験利用として1週間の通所をしてもらっている.契約に至るまでの過程においては,本人の意思表示がしやすいような関係づくりや雰囲気づくりを行い,その上ではじめて契約を成立させるよう努めている.利用希望者が見学に来てすぐに利用するか否かを決めることは少なく,見学者が自分の意思を表明しやすいように,ゆるやかな時間設定を心がけている.一方,スタッフは並行して,利用希望者の利用目的に対し事業所が適したサービスを提供できるのかどうかについて,インテーク面接,アセスメント,プランニングを行いつつ,受け入れの判断を行っている.利用者の目的とこちらの提供できるサービスが合致し,利用が決定すると,契約書に目標を記入し,その目標達成に向けて互いに協力することが記される(図8-2).当事者が自分に合った事業所を選択し,利用の意思をもつことは,それ自体がその人の大きな力であり,その力を支えていくことが事業所の重要な機能である.

通所契約書

契約とは，　　　　さんと　　　　の間で，お互いに同意された取り決めです．
契約がなされた時は，守るように努力して下さい．
　　　　は，　　　　さんがセルフケア（活動と休息，孤独と付き合い）の
レベルを高め，社会復帰できるよう援助します．

1．相互的コミュニケーションを図るよう努めます．

2．通所期間中，自己の目標達成に努めます．

もしトラブルを起こしそうな時には　　　　と話し合います．

　　　　　　　　　　年　月　日
　　　　　　　　　　　　通所者サイン _____
　　　　　　　　　　　　担当者サイン _____

　　　　　　　　　　　　　　ひあしんす城北

図8-2　通所契約書

② 目標達成に向けて協力体制をつくる

その後，最終的な目標達成をするために，まず身近なところでの短期目標を決める．本人のすること，スタッフのすることをそれぞれ明らかにして，しばらく後に一緒に評価をしている．最近では，急性期病棟を退院してまもない利用者も増えており，まず本人が無理なくできることを一緒に探す．事業所に来て1日横になって過ごすこと，1日おきに来ること，プログラムに午前中だけ参加すること，お昼ご飯を食べに来ること，どんな目標でも一緒に達成していくという実感をもてることが大切であり，なるべく目標は短期間で達成できるものから設定していくようにしている．

③ 目標達成に向けて活動する

最終的な目標は，仕事に就くこと，人とうまく話せるようになること，体力を回復することなど，人それぞれである．「ひあしんす城北」には，演劇や軽作業などのプログラムがあるが，スタッフの役割の1つは，それらの活動が利用者個人の目標達成に役立てられるようにすることである．同じプログラムに参加していたとしても，その中での役割や参加の仕方は，障害の程度，回復度，事業所を利用している期間，年齢，性格などからさまざまである．それぞれの利用者の目標に合った活動の場や機会を提供できるよう，利用者を支援している．

(2) 就労継続支援事業所の1日の流れ

1日の流れは次のようになっている．全体の目標として，活動が楽しく気持ちのよいものとなること，協力，協調性，助け合いなどがうまくいくことを目指し，全員参加のミーティング

9時半：朝のミーティング
朝，顔を合わせてそれぞれの気分や出来事を共有し合う大切な時間である．一言ずつその日の気分を話したり，最近の出来事について感じたことなどを話し合う．またその日の計画や今後の計画を確認し，それぞれが何をしようとしているのか，どのようなことに向かっているのか，皆で共有する．そのことによりお互いに協力することができるようになる．

午前中　プログラム
CDパッケージ(軽作業)，演劇，買い物，調理，清掃，リラックス*，当事者研究**など，それぞれの目的に沿ったプログラムに参加する．これらのプログラムはすべて小グループ活動となっている．たとえば演劇活動では，練習舞台の準備のために音響などの機材を責任をもって準備するメンバーや，実働部隊となってそれらの機材を運ぶメンバー，台詞合わせを中心になって声をかけるメンバー，練習の場所に一緒に行って見学という形で参加するメンバーなどがいる．メンバー同士が協力し合いながらそれぞれの役割や目標を達成できるように，スタッフは事前の準備を行ったり，実際に一緒に活動しながらサポートしている．

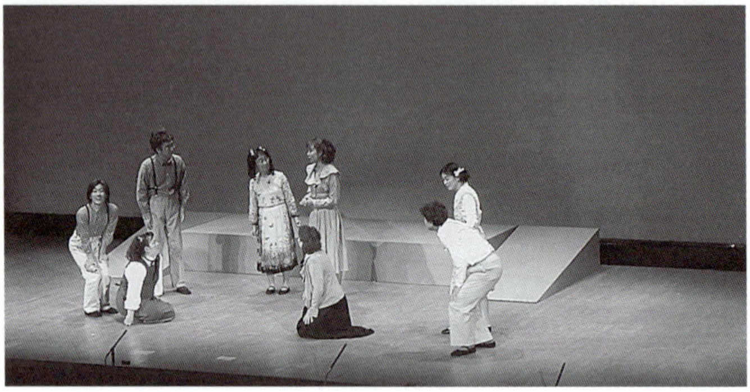

演劇活動（公演）の一場面

お昼
月・水・金は調理班がつくった美味しいお昼ご飯を食べる(実費負担)．

午後　プログラム（午前中と同様）

16時：終わりのミーティング
1日過ごしてどのような1日であったか，気持ちや思いを話して共有する．これから家に帰り，また次の日の活動に来ることに気持ちをつないでいくような場としている．

* リラックスとは，精神障害者の多くが休息をとることが苦手であるという経験から，「リラックスして休むこと」を活動プログラムの1つとして位置づけている．
** 当事者研究とは，精神の病いの体験をした当事者同士で，自分自身の生きづらさや病気について研究する取り組みである．

図8-3　「ひあしんす城北」の1日の流れ

や小グループ活動などのグループの力を活用しながら運営している（図8-3）．

（3）就労継続支援事業所における援助のポイント

① "立ち寄ってみたい" 雰囲気づくり

事業所の人間関係や活動の活気などが，事業所全体の雰囲気をつくり出している．地域で暮らす人が立ち寄った時に，"歓迎されている感じがする" "温かみのある" "ほっとする" "楽しそうな" "活気のある" というような雰囲気を感じられるように心がけている．またこちらから病院や地域に，このような雰囲気を届けられるような機会をつくることを心がけている．

② 対等な関係，自立と自己責任

事業所の運営にあたっては，利用者もスタッフもそこに参加する人が対等な関係であること，それぞれが社会の一員として自立していること，すなわち自己責任をもっていることをいつも確認し合っている．地域で暮らすことにおいては，どのような人でも長所もあれば，短所もあり，生活のしづらさも多かれ少なかれ抱えている．そのような意味で，障害をもっていることを特別なこととしてではなく，多様な個性の1つとして，そこに参加する人が互いに成長していけるような場づくりを心がけている．また事業所の中にメンバー会を設置しており，事業所運営にあたって利用者からも意見や希望が述べられるような組織づくりをしている．

③ "遊び" を心がける

活動全体の中で大切にしていることであるが，"遊び" 心を大切にしている．朝のミーティング，プログラムなどの日常場面でも，もちろんカラオケや旅行などのプログラムでも，まずはスタッフから楽しむことを心がけている．"遊び" があることは緊張を解きほぐし，日常を楽しいものにしてくれる．何をするにしても，真面目だけでは余裕がなくなる．ちょっと回りをみて，誰かと楽しむ余裕が生活する上では大切である．

④ 医療に偏りすぎず，生活者として援助する

利用者のほとんどが通院，服薬をしており，生活の中で症状の再燃もある．このような病状についてももちろん日々の生活の中でみているのだが，地域という場の特性から，医療者としてではなく，ともに暮らす生活者として援助する姿勢をもつように気をつけている．ともすると病状や服薬に関して，医療者の価値観でみてしまうことがあるが，利用者の自己決定を大切にし，医療を上手に活用できるよう支援する必要がある．

⑤ 相手の病状や障害に合わせた支援

最近の入院期間の短縮化に伴い，まだ緊張や不安が強かったり，あるいは強い思考障害を残したままの利用者も増えている．そのような場合には，通うだけで精一杯のことも多い．通おうとする本人の努力をねぎらい，しばらくの間は事業所内で誰かが1対1で付き添うこと，何もせずにいてよいことを保証すること，横になって休める場や時間を確保することなどが大切である．同じつらさを経験した利用者にはその大変さが理解できるので，事業所に通うことに慣れてくる頃には，他の利用者とも自然にうち解けるようになっている．

⑥ 生活をみる

事業所で過ごす時間は，その人の生活のごく一部の時間である．事業所以外の時間の過ご

し方は，事業所での過ごし方に影響を与えており，その逆もまた然りである．様子がいつもと違うと思われる時には，経済的なこと，家族とのこと，友人との付き合いのことなど，何か悩みを抱えていて解決の糸口がつかめないでいることが多い．生活を整えることを念頭におき，気軽に悩みを話せるような雰囲気づくりや関係づくりを日頃から心がけている．

⑦ 家族との関わり

多くの利用者をみていて思うのは，たとえどのような家族関係であったとしても，それぞれの人が家族には特別な思いをもっているということである．家族との関係は個々の利用者によってさまざまで，家族との関係がよい場合もあればそうでない場合もある．なるべく家族との関係づくりを心がけ，家族には利用者の目標を知ってもらい，目標達成に向けて一緒にスクラムを組んでもらえるよう働きかけている．具体的には，家族に事業所に来てもらったり，これまでの話をゆっくり聞く時間をとったりするほか，家族会の開催などを行っている．

2) グループホームの活動の実際

▶ グループホーム

精神障害者を対象とする**グループホーム**は，1992（平成4）年精神保健法において精神障害者地域生活支援事業として法制度化され，現在は障害者総合支援法による**共同生活援助サービス**として位置づけられている．援助者による生活援助体制を備えた共同生活の場であり，地域での生活を望む精神障害者に対し，日常生活における援助などを行うことにより，自立生活を支援するものである．入居対象者は，日常生活上の援助を必要とし，一定程度の自活能力があり，共同での生活を営むのに支障がない者で，就労している者（福祉的就労を含む）となっている[1]．すなわち就労しているか，作業所やデイケアなどに通所していることが条件となっており，原則自炊となっている．定員は，おおむね5人であり，原則として1人1室の形態をとっている．1つのアパート全体がグループホームになっているものや，一軒家になっているもの，違う場所に分散しているアパートの部屋を借りているものなど，建物・設備の形態はさまざまである．利用期間は，各自治体や施設ごとに定められており，世話人1名と顧問医1名以上の職員がいる．利用にあたっては，①施設の維持管理などにかかる経費（経営主体の定めた金額），②食費，日用品費，光熱費などの実費負担分，が利用者の負担となる．

「NPO法人いたばし」が運営するグループホームでは，入居が決定すると入居者とともに個別の援助計画を立案している．パーソナルデータおよび日常生活行動についての情報収集，セルフケアについてのアセスメント，援助計画を立て，およそ1カ月後に評価している．

グループホームでの援助の実際：ドリームSの場合

（1）グループホーム利用開始までの手続き

グループホームの利用開始までの手続きは，図8-4の通りである．

- グループホームの入居募集が公募される
  ↓
- 入居希望者は利用したいグループホームに連絡し，見学する
  ↓
- グループホームの利用目的などを話し合う
  ↓
- 各施設の運営委員会＊などで利用の可否が決定される
  ↓
- 利用決定すると本人に連絡がいく
  ↓
- 本人との面接（今後の計画の話し合い）
  ↓
- 利用開始

＊ 運営委員会：グループホームを運営する運営主体であり，医師，看護師，地域住民，家族などで構成されている．

障害者総合支援法によるサービスは，利用申請（窓口は市町村）の後に，調査，審査・判定，障害支援区分およびサービス支給量の決定が行われ，利用契約となる．

図8-4　利用までの手続きの流れ（「ドリームS」の場合）

（2）グループホームにおける援助のポイント

① 本人の利用目的・目標を理解する

　主治医やケースワーカーなどからの紹介状には，グループホームの利用目的や理由が記載されてくる場合がほとんどである．「家族との関係がうまくいかないため」や「生活技能の習得」などとなっていることが多いが，こうした医療者からの理由とは別に，本人の利用目的を理解することがその後の援助を行う上で重要である．本人なりの理由を知ることで，目標達成に向けて一緒に協力していくことが可能になるからである．

② 生活のペースを尊重する

　グループホームは福祉的援助を必要とする人を対象としているが，あくまでもその人個人の生活の場であり，プライバシーを守り，その人なりの生活の仕方やペースを尊重することが必要である．したがって，定期的に今の目標を話し合ったりするほか，本人から世話人に相談できるような関係づくりを日頃から心がけたり，挨拶や会話から生活の様子に気を配るように心がけている．

③ 利用者同士の力を活用する

　グループホームには複数の入居者がおり，それぞれの目標に向かって生活している．世話人は，定例会を開催したり，交流室や世話人室を開放して，利用者同士が交流し合えるように環境を整えている．生活上の悩みや困ったことについて，自然に入居者同士で相談し合っていることもあるが，世話人がタイムリーに話しかけて，悩みや困りごとを解決できるように働きかけることもある．

④ 問題解決の方法を学ぶ

　グループホームの生活の中で，本人が困ったり，あるいは世話人からみて何か問題解決が必要だと思う時には，直接援助することもあるが，なるべくその問題解決の方法を体得できるようにしている．グループホームでは，食事や服薬管理について援助する機会も多いが，これらについてはいくつかの教育プログラムを用意している．教育プログラムでは参加申込書により利用者の意思を確認し，主体的な参加と支え合いを大切にしている（図8-5）．またこうした教育プログラムの場では，他の利用者と具体的な問題解決や対処方法をわかち合えるような場づくりをしている．

⑤ 関連機関との連携

　グループホームでは，入居者が利用する関係機関と支援の協力体制づくりを心がけている．地区担当の保健師，福祉事業所のケースワーカー，訪問看護師，ホームヘルプサービスのヘルパー，通院先の医師・看護師・ケースワーカー，利用している作業所やデイケア職員などのうち，本人との関わりが多い関係機関の担当者と日頃からの関係作りをしている．その際

「薬と上手に付き合う方法」グループ説明書

　ドリームSでは，地域で暮らしている皆さんのために，薬と上手に付き合って自分らしく社会生活を送って頂くため，こんな服薬教室を設けてみましたので参加してみませんか．
　目的は次の通りです．

1. 薬の名前と効果について勉強しましょう．
2. 薬の副作用について勉強しましょう．
3. 医師と相談する上で，薬と上手に付き合う方法を学びましょう．
4. 薬はどうして飲まないといけないのかを学びましょう．

　時間は1週間に1回，世話人室にて1時間を原則とします．参加して，自分のためにならないと思った時は，世話人や自分の相談しやすい人と相談の上，辞めることもできます．

　　　　　　　　　　　　　　　　　　　　　　　　　ドリームS

図8-5　「薬と上手に付き合う方法」グループ説明書

には，入居者に対して，多くの支援者がいること，安心してほしいことを伝えながら，入居者の了解をとったうえで連携をすすめることが重要である．グループホーム入居後には，入居者本人を交えてのケースカンファレンスを開催して，支援の方針を皆で共有し，その後の経過についても必要に応じてケースカンファレンスを行っている．また世話人室で行う交流会や食事会に，日頃お世話になっている方にも声をかけて楽しい時間をすごすことで，困ったときにお互いが協力しあえる関係作りができることも多い．

3）援助の実際

以下に，地域における援助の実際について，事例を通して紹介する．なお，事例はプライバシー保護のために，事例の主旨を損なわない程度に修正を施してあることをお断りしておく．

事例1　病気から自分を取り戻すことに付き添った事例（就労継続支援利用者）

事例の概略：Aさん，30歳代，女性，診断名は統合失調症．大学卒業後企業に就職し，都会に出て働いていたが，「以前付き合っていた恋人が待っているから」と言って無断欠勤するようになり，精神科病院に入院した．1年の入院生活の後，退院を機に主治医に勧められて見学に来た．退院後は病院の近くのアパートで単身生活をしている．

経　　　過：病院の看護師とともに見学に来たが，不安と困惑が強く，看護師にどうにか連れられて来たという感じであった．Aさんに利用の目的を尋ねると，「もう一度自分で働けるようになりたいんです」としっかり話をしたので，1週間の体験利用を行い正式に入所することとなった．利用開始当初は「何をしたらいいんですか？」と何度もスタッフに尋ね，スタッフが話をする時も「すいません，何を言っているのかわからないんです」と理解することが難しい様子であった．はじめはスタッフが1対1で付き添い，何をするのかを伝えながら，事業所の場に慣れることを目的に関わっていった．

援助の実際：Aさんの希望は，経済的な事情もあり，就職して生活費を得ることであった．事業所を利用しはじめてから2カ月がたち，スタッフや他の利用者にも慣れ，担当している調理の作業もだいぶできるようになっていた．ある日Aさんは求人誌をもってきて，就職したい旨をスタッフに話した．スタッフは，しばらく仕事が軌道に乗るまでは事業所に籍をおくことができることを説明し，仕事の帰りには顔を見せてくれるようにと話した．

週に3回，朝10時から6時間ほどの仕事に行きはじめた．仕事の帰りには必ず事業所に寄って，その日にあったことや心配なことを話していくようになった．職場には病気のことや服薬のことを話さずに就職しているため，「職場の人が何

度も説明してくれるんですけどなかなか覚えられないんです」「仕事が遅くてやめさせられないでしょうか」と不安はつきないようであった．「あまり先のことを考えないでその日1日のことを考えましょう」とスタッフに励まされて帰る毎日であった．

　帰りに寄っては，よもやま話をしていくうちに，家族のことや，突然精神科病院に入院しなければならなかったことなど，これまで心の中に押し込めていたいろいろな思いを話してくれるようになった．こうした話を通して，過去に付き合っていた彼と別れてしまったことへの後悔や結婚への思いがいつも心の中にあることがわかってきた．給料日には差し入れを持ってきて，都会で華やかに仕事をしていた頃の思い出話を懐かしくしたり，いつか友だちを訪ねて旅行をしたいと話すようになっていた．

　事務の仕事はどうにか1年継続したものの，契約期間が終了したことでやめることになった．結婚したいという思いが募り，「（以前）付き合っていた彼が待っているから」と言って遠くまで出かけてしまうなどの行動がみられることもあった．遠方に住む家族から入院の話も出たが，「今は自分の生活をしっかりすることが先決，結婚の話は今は棚上げしよう」を合い言葉に毎日を送っている．

援助のポイント（援助者へのインタビューから）：
①**場に慣れるまでの援助**：当初，何でこんなに不安や困惑があるのかなと思いました．何がAさんの不安になっているのだろう，Aさんに何があったのかと．家族のこと，仕事のこと，恋愛，いろいろなことに想像力を働かせながら，"Aさんがどんな人なのか知りたい"と思って話を聞いていました．
②**対等な人間関係づくり**：事業所へは，病院の職員や地域の保健師さんに紹介されてくる人が多いのですが，利用のはじめに必ず本人の意思を確認しています．「自分で決めることですよ」「合わなかったらやめてもいいんですよ」というように，まず利用のはじめに"自己決定"と"自己責任"の大切さを伝えることから，対等な関係づくりがはじまると思っています．
③**利用者に沿った援助**：地域では，それぞれの人が自分なりのやり方で自分の人生をもう一度取り戻そうと頑張っています．本人がマラソンランナーなら，事業所のスタッフは応援団です．Aさんの場合にも，本人の動きに沿って個別的なプログラムを組んで対応しました．
④**社会生活の疲れを受け止める援助**：仕事が終わった帰り道，事業所に「疲れた～」と言いながら顔を見せてくれて，その日あったことを話してくれました．こんな時は，生活している1人の人間としての知恵みたいな部分で励ましたり，共感し合ったりしています．「そういう仲間がいるよ，1人じゃないよ」と伝えてあげることが一番の援助のポイントだと思います．そうしているうちに「患者さん」だったAさんの顔に，これまで企業で働いてきたAさんの表情が戻ってくる時があって，Aさんの中に発病と入院体験で途切れてしまった人生の流れみたいなものがつながって，自信がついてきているなと実感できるようになりました．

⑤**症状悪化の背景にある利用者の問題を見極める援助**：地域での生活を支援していて思うのは，幻聴や妄想もその人の生活や気持ちと密接に関係しているのだなということです．もちろん事業所で抱え込まないで，必要な部分は医療を活用することも大切ですが，症状が悪化した時には大抵その理由があります．結婚への気持ちが募ったり，家族と喧嘩してしまったりというような，気持ちの部分をわかってくれる人がいて，ちょっと静かに休めたら，すーっと症状がひいてしまうこともよくあるのです．医療と連携しながらその見極めをすることが大切です．

事例2　もともともっていた"大工仕事"という人生の地図を取り戻した事例（就労継続支援利用者）

事例の概略：Bさん，40歳代，男性，診断名は非定型精神病．躁状態になると物を壊すなど破壊的になり，これまでに入退院を数回繰り返している．父親はBさんが30代の時に亡くなり，母親と2人暮し．今回の入院の後，病院のデイケアに通っていたもののデイケアに漫然と通う生活に疲れ，そのことをケースワーカーに相談したところ，事業所を紹介されて見学に訪れた．

経過および援助の実際：Bさんが見学に訪れた時，スタッフが「Bさんは，何がしたいの？」と尋ねたところ，Bさんは「大工になりたい」と即座に答えた．Bさんの父親は大工の棟梁であり，発病前にはBさんも大工の見習として仕事をしていたのである．そこでBさんのために，事業所での活動の1つとして，木工のプログラムをつくった．スタッフは，玄関のすのこづくり，トイレの鍵の修理，看板づくり，戸棚の設置などをBさんに依頼した．受注・見積もり・作業の実施・賃金の支払いという一連の仕事の過程をふむことで，Bさんが大工という仕事を，事業所で体験できるようにしたのである．

Bさんは後からこの時のことを，「病気をしてからも大工をもう一度やりたいという気持ちはずっともっていたが，自信がなく，デイケアなどでゲームなどをしているとバカバカしくなっていつも投げやりな態度をとっていた．そんな時に『何がやりたいのか』と聞かれ，大工と答えたところそのプログラムを本当につくってくれたことに感激した」と話してくれた．

Bさんの木工のプログラムは軌道に乗り，Bさんも自信をつけ，事業所の中でも「棟梁」と呼ばれるようになり，Bさんの働きは一目おかれるようになっていった．そうするうちに事業所内でもリーダー的な存在になり，新しく入った利用者の面倒をみたり，旅行の計画の中心となるようになっていった．

一緒に暮らす母親は，当初は抑うつ的で話をするとすぐに涙をこぼしていた．スタッフから声をかけてこれまでの話を聞き，今事業所でBさんがしていることを伝え，家族教室やバザーなどを通じて他の家族と親密な関係ができるうちに，母親も家で明るくしていることがBさんの応援になるという気持ちになり，明るくなるようになった．

事業所を利用して約1年が経ち，大工仕事と並行して，スーパーマーケットでの就労訓練などにも参加し，体力的に自信がつくようになった頃，スタッフの知り合いの会社で大工仕事をしてみることになった．はじめての出勤日は朝早くからの仕事であった．数日前から緊張していたが，仕事を終えて戻ってきた時には顔を紅潮させ，満足でいっぱいの表情であった．その後も本人と社長とスタッフを交えて，体調の相談などもしながら，徐々に仕事を増やし，その後約1年間にわたり仕事をした結果，正社員となった．

　今もOBとして事業所を訪れるが，「仕事をはじめた頃，俺は20歳代だった．今ようやく30歳代になったよ」と話していた．20歳代の発病で途切れてしまった人生がようやく1つの糸となってつながりはじめたようであった．最近になって，「最近40歳代になれた気がするよ．もう1つの夢は，結婚して子どもをもつことかな」と話をしている．

援助のポイント（援助者へのインタビューから）：
　①**自信を取りもどす援助**：誰もがみんな「自分はこんな仕事について，こんな人と結婚して，こんな家庭をもつのかな」と思いをめぐらすと思うのです．心の病の多くが10代後半から20代に発病してしまうこともあって，みんなそういう誰もが描いている夢をあきらめてしまうことが多いのです．「こんな仕事につきたい」とは思っても，自信がなくて口に出せない．まずは自分自身の力を信じることができればと思いながら，援助しています．

　②**家族の協力体制をつくる援助**：長い経過の中で，家族と本人は時に同じようなコミュニケーションパターンをとっていることが多くあります．家族は具合の悪い時の状況を思い，本人のできないところや悪いところにばかり目がいき，将来を悲観してしまうということがあります．1日のうち，事業所で過ごす時間より，家族と過ごす時間のほうが長いので，事業所での活動に家族が与える影響は大きいものです．今事業所でBさんが取り組んでいることを家族に伝えたり，家族ができることを伝えることで，事業所スタッフと家族が本人の応援団になれるように協力体制をつくっています．

　③**就労を目的とする人への援助**：事業所を利用する人の多くは，就労を目的にしています．実際に就労する人ばかりではありませんが，事業所の中でも一社会人としての行動や責任がとれるよう利用者と話し合っています．人としてあたり前の挨拶や協力，気遣いなどの対人関係ができるようになることを共通の目標に，日頃の小グループ活動で練習を積み重ねています．

　④**人生をもう一度紡ぎ直す援助**：病気からの回復過程では，病気でぷっつり途切れてしまった人生の糸みたいなものをもう一度紡ぎ直す必要があるように思います．病気になってからの長さと同じくらいの長さが回復にも必要です．病気の経過が長ければ長いほど，焦らずにゆっくりと，病気になってからのこと，その時々に感じた気持ちや思いをゆっくり理解し合っていくことが大切だと思います．そのうえで，これから自分がどう生きていきたいのかを考えて，それを実現

できるように一緒に活動していけたらと思っています．

事例3　"母親を安心させたい"といってグループホームを利用した事例（グループホーム利用者）

事例の概略：Cさん，40歳代，女性，診断名は統合失調症．19歳の時に統合失調症を発病し，入退院を繰り返していた．外来や入院中の面会では，主に母親が付き添って来ていたが，何か尋ねても母親がCさんに代わって答えてしまうことが多く，「40歳にもなってこのようでは，これからどうしていったらいいのでしょう」と言う場面がたびたびみられ，母親の心配がつきないようであった．4度目の入院をし，主治医からグループホームの利用が提案され，看護師と母親と本人とでグループホームの見学に訪れた．

経過および援助の実際：主治医からグループホームをすすめられたものの，Cさんも母親も具体的にグループホームがどのようなところなのかわからぬまま，はじめての見学にきた様子であった．スタッフはまずCさんに，「Cさん，グループホームって一人暮らしするところなんですけど，Cさんは一人暮らししてみたいですか？」と尋ねた．すると母親が，「先生にそのほうがいいって言われてきたんですけど，私たちも何がなんだかよくわからないんです．アパートを借りるとなるとお金もかかるのでしょうか？」と話した．Cさんにも尋ねてみたが，何も答えなかった．

その後，Cさんはグループホームの利用申し込みをし，審議会を経過して利用が決定した．主治医とケースワーカーの意見書には，利用目的として①母親との距離をとること，②日常生活の援助，が記載されていた．入居までの間にCさんにぜひ一度1人で来てほしいと伝えておいたところ，入居が決定した後に1人でグループホームを訪れた．Cさんといろいろな話をしながら，グループホームに入りたい理由を尋ねると，「もう私も40歳を超えたし，そろそろ親から離れて暮らして両親を安心させたい」ということであった．グループホームの利用と同時に生活保護の申請も終え，母親もCさんも経済的な面でも安心したようであった．

その後グループホームへの引っ越しを終え，世話人と一緒に大家さんや近隣の人への挨拶を済ませると，「いい人たちばかりで安心しました」と話した．世話人はいつでも何かあったら聞いてくれていいんですよと伝え，Cさんが作業所に通う行き帰りには，しばらくの間必ず顔を見て挨拶するようにした．はじめの頃は挨拶にも緊張している様子であったが，次第に慣れ，声をかけると帰りに世話人室に寄ってお茶を飲んだり，一緒に暮らす人たちとの世間話の輪にも入るようになっていった．

もともと綺麗好きなCさんは掃除は得意であったが，夕飯の献立がワンパターンになりがちなようだった．月例会では餃子パーティーを開き，世話人のほうからその日のテーマに「献立について」を提案した．比較的長く単身生活を経験している利用者から，「私はだんだん年もとってきたし，健康に注意しなきゃいけ

ないから，なるべく野菜をとるようにしてる．みんなも気をつけたほうがいいよ」という話が出て，「どんな料理するの？」「だいたいは野菜炒めか，味噌汁にいれちゃう」などと和気あいあいとした雰囲気で話が進んだ．Cさんからは特に話はなかったが，他の利用者の話をよく聞いているようだったので，また様子をみて，声をかけることにした．

　グループホームでの生活も1年を迎えた頃，「便秘が続いている」と繰り返し訴え，よく眠れていない様子で，食後の薬を間違えて多く服用してしまうことが続いた．話を聞いてみると作業所での人間関係に悩んで自信をなくしているようであったので，しばらくの間世話人室で薬を一緒に確認する作業をしながら，毎日話を聞くようにした．しばらくすると再び元気を取り戻し，週末に両親の住む実家に戻り，母親の家事の手伝いをするようになった．母親は，「離れているのは寂しいけど，たまにこうして会って，家のこと手伝ってもらったりしてありがたいわ」とCさんについて話すようになり，グループホームでの生活も順調に運ぶようになった．

援助のポイント（援助者へのインタビューから）：

①**本人の意思を確認した上での利用：**グループホームの利用に際しては，必ず本人の意思を確認します．グループホームの場合，主治医やケースワーカーからの意見書が添えられてきますので，そこにも利用が必要な理由は書かれていますが，本人がどうしたいと思っているのかを共有して，一緒に目標達成に向かっていくのが何より大切です．なるべく利用者と1対1でゆっくり話を聞くよう心がけています．

②**保護者との経済的な基盤の分離：**世帯を分離する場合に，経済的な基盤を分離することもとても重要です．多くの精神障害者が親に負担をかけているという気持ちがあり，その気持ちから家族に遠慮して自分の希望を言えないことが多くあります．

③**世話人の関わり：**グループホームはそれぞれの暮らしの場なので，世話人といっても，相手の生活に踏み込んでいくことはできません．近くにいて，生活の様子に気を配り，さりげなく相手に気遣いを伝えていくようにします．

④**一緒に暮らす利用者との関わり：**生活上のさまざまなことは，世話人が直接援助するよりも，一緒に暮らす利用者のアドバイスや経験が役に立つようです．病気のこと，服薬のこと，福祉サービスの利用のこと，困っている人がいたら，いいアドバイスがもらえるようにそういう場をつくるのが仕事です．

⑤**状態悪化時の関わり：**調子が悪い時には，一時的に日常生活を部分的に援助するなどして，一緒に過ごす時間を増やして安心できるようにします．特に薬を間違えて飲んだりしてしまう場合には，薬を預かることもしています．また本人が外来でうまく自分の状態を言えるように練習したり，状態が悪い時には受診に同伴したり，本人の了解をとりながら主治医との連携をとるようにしています．

● 引用文献

1) 精神保健福祉研究会監修：改訂精神保健福祉法詳解．p.481，中央法規出版，2000．

第9章 セルフヘルプグループと当事者活動

　精神障害者の地域支援ネットワークにおいて，いまや当事者活動の存在を欠かすことはできない．精神障害者の人権尊重の重視と精神保健医療の地域化の流れの中で，当事者活動の重要性は今後ますます強く認識されていくものと思われる．

　そこで，本章ではまず，当事者活動の基礎をなす概念として，「セルフヘルプグループ」について概説し，次に，積極的に当事者活動を展開する2人の当事者の方に，その活動の実際について報告してもらうこととする．

1）セルフヘルプグループの概説

▶ セルフヘルプグループの特徴と機能

（1）セルフヘルプグループの援助機能
　セルフヘルプグループとは，共通の問題をもつ人同士が，対等な立場から支え合い，協力し合いながら自分たちの問題を解決したり，社会に働きかけたりするグループのことをいう[1]．
　セルフヘルプグループの特徴は以下の6点にまとめることができる[2]．
　① メンバーは共通の問題をもっている当事者自身であること
　② 参加は自発的なものであること
　③ メンバーは対等な関係であり，仲間（**ピア**：peer）であること
　④ 感情を共有していること
　⑤ 共通の目標をもっていること
　⑥ 基本的には専門家の関与がないこと
　メンバーが抱える問題や課題によって，身体的疾患を患う人のグループ，精神障害をもつ人のグループ，離婚や死別など人生の危機に直面している人のグループ，虐待や犯罪被害者のグループ，さらに家族など周囲の人々のグループなど，その種類もさまざまである．
　しかし，いずれのセルフヘルプグループも，心理・社会的な相互支援を通して，個々のメンバーの成長や変革を助ける機能と，自分たちがおかれている状況や困難を公にし，社会に働きかけていく社会的な機能を併せもっている場合が多い．
　カッツ（Katz AH）は，セルフヘルプグループに共通にみられる特徴として，以下の7項目

を挙げている[3]．これらの特徴は，そのままセルフヘルプグループの援助機能ともなっている．

① **認知の再構築をすること**
　自分の問題を扱う能力に関する認知を再構築したり，病気に対する見方を変えること．

② **適応技術を学習すること**
　日常的で手段的な情報やアドバイスを提供することを通して，社会生活への適応技術を学習すること．時に専門家による教育プログラムをもつこともある．

③ **情緒的サポート**
　互いの経験をわかち合い，相互肯定と共感などを通して情緒的に支え合うこと．

④ **個人的開示**
　自分の個人的な経験や考え，感情を開示すること．秘密が守られるという約束のもとで行われ，受容的な態度によって受け止められることで，連帯感が培われる．

⑤ **社会化**
　グループに溶け込むことによって孤立感を防ぐこと．これは専門職による個人セラピーでは得られない．

⑥ **一緒に活動すること**
　グループの目的を達成するためにさまざまな活動を一緒に行うことを通して，孤立感を減らし，生きがいや達成感を得る機会を提供すること．これらの活動には，他のグループメンバーの援助，ネットワーク拡大のための資金集め，広報活動，専門職や地域の人々との交流などが含まれる．

⑦ **エンパワメント**[*1]
　セルフヘルプグループの活動や運動を通して，グループメンバーの自己信頼感や自尊心を高め，グループメンバーを力づけていくこと．

　以上述べてきたようなセルフヘルプグループの援助機能には，専門職がとって代わることができないものが数多く含まれている．保健医療福祉の専門職者は，こうしたセルフヘルプグループならではの援助機能をよく理解し，セルフヘルプグループがケアシステムの中に有効かつ正当に位置づけられるよう努めていくことが求められる．

[*1] エンパワメント：元来，権力の不公正のために無力感（powerlessness）を経験してきた消費者（consumer）（特に人種差別や女性差別または高齢者・患者など，弱者としての立場におかれた人々）が，本来の人間としての存在を確立し，自己のもつ力を十分に発揮できるように，物理的・社会的条件を変えるための運動，またはその目的を表現する言葉．エンパワメントを目的とした運動では，メンバーは社会運動として積極的に制度に参加し，新たな政策を提起し，専門技術支配（テクノクラシー）に対抗して，**オルタナティブ**（代替案）を提示し，運動を前進させていく[4]．

（2）セルフヘルプグループの社会的機能
―セルフヘルプ運動・当事者活動―

　前述したように，セルフヘルプグループは個人に対してさまざまな援助機能を発揮すると同時に，社会政治的な1つの活動体として社会に働きかけていく機能をもっている．
　このようなセルフヘルプグループの働きは**セルフヘルプ運動**，または**当事者活動**として捉え

られるものであり，**ネットワークの拡大**，**オルタナティブ**，**アドボカシー（権利擁護）**という3つの活動を通して展開される[5]．

① **ネットワークの拡大**

自分たちの行っている活動の輪を広げ，相互援助の拡大をしたり，当事者の主張をより多くの人に広めていく機能．

② **オルタナティブ**

専門職の援助に代わって，当事者自身が必要とするサービスを自分たちの手でつくり上げ運営すること．具体的には，仲間（peer）同士が対等な立場でカウンセリングを行う**ピアカウンセリング**[*2]の実施，危機に陥った時の一時的な避難場所としての**シェルター**の設置，気軽に立ち寄れる場所としての**ドロップインセンター**の設立のほか，グループホームや作業所，権利擁護センターの設立などがある．

③ **アドボカシー（権利擁護）**

当事者自身の権利を守るためにさまざまな主張をしたり，活動を行うこと（セルフアドボカシー）．また法律家などの専門職の助けを借りて，権利擁護活動を行うこと（専門職によるアドボカシー）．

[*2]「新障害者プラン」では，当事者による相談活動（**ピアサポート**）への支援が盛り込まれ，2003（平成15）年度から助成がすでにスタートしている．

今後セルフヘルプグループと専門職は，さまざまな機会を捉え，社会問題の解決に向けて協力して取り組むことが期待されるであろう．その際，専門職者は，セルフヘルプグループの主体性を尊重し，対等な立場からその活動を支持することが重要である．

なお，セルフヘルプグループ発足時に専門職に期待される援助内容としては，「資料・情報提供」「金銭援助」「場所探し」「相談」「メンバー集め」「会報発行」「会への参加」などがあり，特に「金銭援助」「資料・情報提供」「相談」の順に重要とされている[6]．

▶ セルフヘルプグループの歴史的発展

（1）アメリカ合衆国におけるセルフヘルプグループの発展

現在盛んに行われているセルフヘルプグループの原型となるものは，1935年にアメリカではじめられた**AA**（Alcoholics Anonymous：アルコール依存症者の匿名グループ）と呼ばれるアルコール依存症者のセルフヘルプグループである[*]．

その後，アメリカでは特に1940年代後半から，重度の障害や慢性疾患を抱える親たちの会などが多数つくられるようになり，大きな波として表面化するようになった．これらの組織は，1950年代には合同して州および全国組織となった．代表的な全国組織として，全国精神遅滞児協会（the Association for Retarded Children），全国血友病協会（the National Hemophilia Foundation）がある．これらの組織は，専門家や政府への働きかけを積極的に行ったことで知られている．1950〜60年代にかけては，公民権運動などの市民運動を背景に，多くのセルフヘルプグループが出現していった[3]．

統合失調症者を中心とした精神障害者の分野では，1979年に，全国精神障害者同盟（National Alliance for Mental Ill；**NAMI**）が精神障害者の家族たちによって結成され，相互支援，権利擁護活動，政府への働きかけなど，幅広い活動を展開している[3]．

*AA：どうしても酒をやめられなかったビルとボブという2人のアメリカ人が出会い，以後定期的に会うことによって酒を飲まないで生きていくことができることを実証したことにはじまる．匿名で参加することを原則とし，プロテスタント系の宗教的思想に基づいた「12のステップ」と呼ばれる回復のプロセスの原理と，「12の伝統」という規律をもっている．

（2）日本におけるセルフヘルプグループの発展

日本でもセルフヘルプグループの活動は第二次世界大戦後にはじまったと言われる．まず，1948（昭和23）年に日本患者同盟が結成されたのを皮切りに，1951（昭和26）年には全国ハンセン病療養者患者協議会が結成された．以後，1960年代はじめには公害・薬害のグループがつくられ，1960年代後半～70年代には，欧米型のセルフヘルプグループが次々と設立された[2]．アメリカのAAの影響を受け，日本の風土にあった断酒会ができたのは，1958（昭和33）年である．その後，1963（昭和38）年には，「全日本断酒連盟」が結成され，現在では全都道府県に650ほどの断酒会が組織され，会員数は5万人を超えるまでになっている．1970（昭和45）年には，厚生省（当時）から社団法人として認可されている．一方，AAは1975（昭和50）年頃より本格的に日本に導入され，都市部を中心に広がり，都内では各地の教会で毎日のようにミーティングが行われている[7]．

現在の日本における精神保健領域の代表的なセルフヘルプグループを**表9-1**に示す．

ほかに，当事者が中心になって運営する薬物依存症者の回復援助施設として，**DARC**（ダルク；薬物依存リハビリテーションセンター），**MAC**（マック・デイケア/ナイトケア・センター）がある．

表9-1　日本における精神保健領域の代表的なセルフヘルプグループ

団体名	対象者
全日本断酒連盟	アルコール依存症者本人，家族など
AA（Alcoholics Anonymous）	アルコール依存症者本人
Al-Anon（アラノン）家族グループ	アルコール依存症者の家族など
NA（Narcotics Anonymous）	薬物依存症者本人
Nar-Anon（ナラノン）家族グループ	薬物依存症者の家族など
NABA（日本アノレキシア・ブリミア協会）	摂食障害者本人，家族など
アディクション問題を考える会	アディクションに悩む家族
MDA-Japan	うつ病者本人，家族など
なるこ会	ナルコレプシー症者本人

（3）日本におけるセルフヘルプ運動
―「全国精神障害者家族会連合会」の結成と解散―

　日本においても，精神保健の分野で最初にセルフヘルプ運動を開始したのは，精神障害者の家族たちであった．1960（昭和35）年頃より各地で病院家族会が結成されたが，この流れを受けて，1965（昭和40）年に全国的な精神障害者の家族のための統一組織として，「全国精神障害者家族連合会」（1985年に「全国精神障害者家族会連合会」に会名変更）が結成された．以後，この分野の先駆的存在として，相互支援のほかに，権利擁護活動，マスコミや政府への働きかけ，啓蒙・研究活動と，幅広い活動を展開してきたが[8]，授産施設設立の借金返済に国の補助金を流用したことが発覚し，2007年4月に多額の負債を抱えて破産し，解散した．

　2006年11月に全家連を引き継ぐ形で，「精神障がいがある方の家族が家族を支援する団体」として，「特定非営利活動法人全国精神保健福祉連合会（みんなねっと）」が設立され，活発な活動を行っている．一方で，全家連に関わっていた研究者，障害者本人，家族が中心となり，2007年1月に「特定非営利活動法人地域精神保健福祉機構（コンボ，COMHBO）」を設立，精神障害をもつ当事者向けの月刊誌の発行や研究事業を行っている．

（4）当事者によるセルフヘルプ運動
―「全国精神障害者団体連合会」の結成―

　一方，精神障害者自身によるセルフヘルプグループの歴史をみれば，やはり1960年代に主に病院を拠点として，医療主導型で最初の「患者会」が結成されたとみられる[9]．1960年代後半からは，保健所や精神衛生センターのデイケア，共同作業所，家族会などが母体となって，次第に地域レベルの患者会がつくられるようになってきた[10]．

　そうした中，1975（昭和50）年，地域において共同作業所活動を通し，精神障害者の社会復帰の促進に先駆的な活動を展開してきた「やどかりの里」が，社会復帰活動を行っている全国の団体に交流を呼びかけ，「全国交流集会」が開催された．これをきっかけに，当事者の呼びかけによる患者交流が行われるようになり，1983（昭和58）年，「全国精神障害者社会復帰活動連絡協議会」（略称：全精社連）が結成された．以後9回にわたり全国大会が開催されたが，この活動の中で，1990（平成2）年には，当事者中心の全国組織をつくろうとの動きが出てきた．1992（平成4）年に開催された全精社連第6回東京大会では，交流会の企画から運営まですべてを当事者が担い，延べ1,000余名の参加者を得るまでに発展した．この会で確認された要望事項は，「ハートイン東京宣言」としてまとめられ，当時の厚生省をはじめとする関係諸団体に提出された[11]．その後，当事者自身の全国組織をつくることについて意見統一がなされ，翌1993（平成5）年の4月，東京で開催された全国組織結成大会において，わが国最初の精神障害者による全国的な当事者組織として，**全国精神障害者団体連合会**（略称：**全精連**）が結成された[9]．

　全国精神障害者団体連合会では，その規約で会の目的を**表9-2**のように定めている[9]．

　全精連では，このような目的を達成するために，情報交換や啓発を目的とした交流や研修，マスコミや行政への働きかけ，年1回の全国交流集会の開催，医療・生活問題についての相談・ピアカウンセリング，各種団体との相互協力に関する活動，書籍や機関紙の発行などを行

表9-2　全国精神障害者団体連合会の目的

1	精神障害者のおかれている実情を踏まえて，その生活と権利を守るために，必要な要望を取り上げ，精神障害者の人間的尊厳（人権）の回復と自立に向けての活動を行う．
2	精神障害者が人間らしい生存権，生活権，医療権，教育権，労働権，福祉権，社会的市民権などを確立するための活動を行う．
3	参加団体，会員相互の連携および関係団体との連携を図り，その精神障害者の組織化を進める．
4	精神障害者および精神障害についての正しい認識と理解を広めるとともに差別，偏見をなくす活動を行う．

っている．このような全国的な活動のほかに，自治体ごとの精神障害者団体連合会でもそれぞれユニークな活動が展開されている．全精連の具体的な活動内容については次節を参照されたい．

● 引用・参考文献
1) 久保紘章：自立のための援助論―セルフヘルプグループに学ぶ．pp.4〜13，川島書店，1993．
2) 久保紘章：セルフヘルプグループの理解とセルフヘルプグループの現状．日本保健医療行動科学会年報，12：2〜4，1997．
3) AH カッツ/久保紘章監訳：セルフヘルプ・グループ．pp.3，28〜40，53〜71，岩崎学術出版社，1997．
4) 中嶋紀恵子：ヘルスケアを動かすエンパワメント．日本保健医療行動科学会年報，12：ⅱ，1997．
5) 岩田泰夫：セルフヘルプグループとは―その機能を中心として．精神科看護，27(5)：10，1998．
6) 後藤雅博：精神障害者の福祉施策としてのセルフヘルプグループに関する研究．平成5年度厚生科学研究分担研究報告書，1995．
7) 安田美弥子：アルコール依存症者のセルフヘルプグループ．TACSシリーズ精神看護学，中西睦子監，安藤幸子・他編，pp.151〜153，建帛社，2000．
8) 全家連30年史編集委員会：みんなで歩けば道になる―全家連30年の歩み．pp.267〜268，(財)全国精神障害者家族会連合会，1997．
9) 全国精神障害者団体連合会編：全精連結成大会＆全国交流集会報告集．pp.94〜108，全国精神障害者団体連合会，1994．
10) 佐々木敏明：精神障害者福祉とセルフヘルプグループ．日本保健医療行動科学会年報，12：21，1997．
11) 谷中輝雄：わが国の当事者運動の流れと今後について．精神医療，19(2)：2〜15，1990．
12) ローリー・フリン：アメリカ家族会NAMIの活動―ローリー・フリン氏に聞く．ぜんかれん，380(9)：25〜27，1998．
13) ジュディ・チェンバレン/中田智恵海監訳：精神病者自らの手で 今までの保健・医療・福祉に代わる試み．解放出版社，1996．
14) 寺谷隆子：セルフヘルプグループの広がり―ピアカウンセリングへ向けて．精神科看護，25(7)：19〜23，1998．
15) 山崎多美子・他：特集 地域に広がる当事者活動．季刊 地域精神保健福祉情報誌 Review，43：5〜38，2002．
16) 田中美恵子：セルフヘルプグループ．TACSシリーズ精神看護学，中西睦子監修，安藤幸子・他編，pp.143〜150，建帛社，2000．

2）当事者活動の実際

▶ 全精連およびポプリの活動を通して

　全国精神障害者団体連合会（全精連）は「一人ぼっちをなくそう」をスローガンに1993（平成5）年4月に結成され，現在5,000人の会員が加盟しています．

　全精連はこれらの全国の仲間とともに，精神障害者が精神障害者のために，精神障害者自身の要求や願いをわかち合い，その実現に向けて自分たちが活動する当事者活動を展開しています．

　全精連は，その活動の中で全国の精神障害者の悩みや心配事に対する相談相手となり，また，全国の精神障害者団体とも協力して，精神障害者に対する社会の偏見や差別の解消，精神障害者の人権の確立や生活環境の改善などに向けて広く社会にアピールし，関係諸団体と連携して国や厚生労働省などへ要望書を提出するとともに，実現のための折衝などを推進し，多くの成果をあげてきました．

　しかし，21世紀を迎えた今も，精神障害者を取り巻くさまざまな問題や矛盾がすべて解決したわけではなく，また，他の先進諸国に比べて，日本の精神障害者の当事者活動組織がおかれている社会的・経済的な活動環境は相当遅れた状況にあることも事実です．

　そのために，全精連はNPO法人への脱皮を図ることを決意し，2002（平成14）年4月1日に設立登記が完了し，正式に法人格を取得しました．

　NPO法人全精連は東京都狛江市にあります．狛江市に引っ越して来た時には，狛江市には当事者活動はありませんでした．そこで2002（平成14）年10月から全精連と狛江市の精神障害者の作業所2カ所，グループホーム1カ所の方々と当事者活動をはじめました．毎月第二土曜日に狛江市の公民館「あいとぴあセンター」に集まり，名前は「シーソーズ」とつけました（図9-1）．8月の台風の時，家族の方が1名来訪し，息子さんが16歳ぐらいからひきこもりになっており，本当に困っているという話を3時間ほどしていかれました．その後，一度息子さんが外出した時に電話を全精連にいただきましたので，狛江調布保健所を紹介しました．息子さん自身も将来のことを心配しているとのことでしたので，障害年金をもらっているのかも聞き，狛江市の国民保険課に行って用紙をもらってきて申請したほうがよいとアドバイスをしました．

　筆者は埼玉県精神障害者団体連合会（愛称；ポプリ）の会長もやっており，ポプリの2009年度（平成21年度）の運動方針を図9-2に示します．

　埼玉県に住んでいるため，2003年から埼玉県障害者施策推進協議会委員にNPO法人全精連事務局長として，また，精神障害者当事者として出席し，施策推進に対して意見を言ってきています．年に2回の会議ですが，当事者がこうした会議に参加することは当事者の主張を施策に反映させるためにとても大切です．2003年9月17日にも，精神科救急医療システム連絡調整委員会委員推薦名簿に私の名前を載せ提出しました．

　ポプリは10年経ってようやく県に当事者団体として認められはじめました．2003年9月3日（水）には13時30分から「With Youさいたま」埼玉県男女共同参画推進センター会議室で県主

催のピアカウンセリング学習会が行われました．ポプリとてんかん協会が一緒に参加しました．ポプリからは17名が参加しました（図9-3）．

2003（平成15）年から厚生労働省が精神障害者のピアカウンセリング事業に対し予算をつけたためで，ポプリには国と県と合わせて28万円の予算がおりました．

ピアとは「仲間」のことで，ピアカウンセリングとは仲間同士互いに助け合うことです．ポプリは2003年12月にあじさい館でピアカウンセリング宿泊研修を行いました（図9-4）．

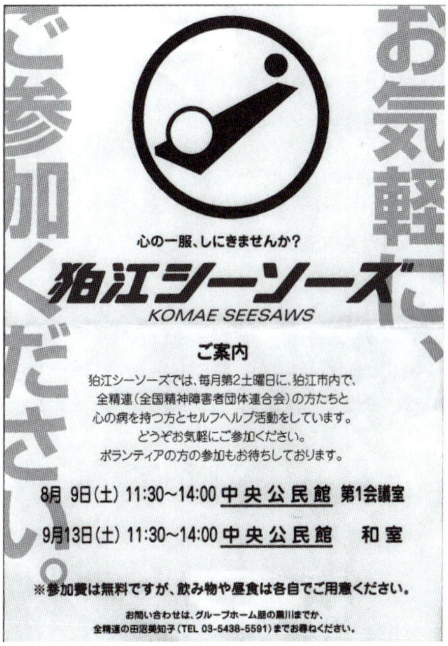

図9-1　ポスター

2009年度（平成21年度）
埼玉県精神障害者団体連合会運動方針

　埼玉県精神障害者団体連合会（ポプリ）は，NPO法人全国精神障害者団体連合会と共に結成されてから17年が経ちました．17年間，活動を続けてきた事は素晴らしい事です．17年の中には様々な困難がありました．今，ポプリがあるのは，諸先輩の努力の賜物です．

　埼玉県精神障害者団体連合会（ポプリ）は昨年のNPO法人全国精神障害者団体連合会全国大会埼玉大会の成功の経験を活かし今後とも県内の当事者間の連携をはかり「ひとりぼっちをなくそう，共に生きよう」の理念を世に広めます．そして，埼玉大会で強めた当事者としての誇りや自信，また家族や支援者と築きあげた協働の精神を糧に活動を活性化させていきます．

　障害者自立支援法が施行されて今年で3年が経ちますが，この法律は何回もの見直しや障害者による提訴などで迷走しています．埼玉県精神障害者団体連合会（ポプリ）では他団体との協力の下，更なる「抜本的見直し」を求め運動していきます．障害者自立支援法は三障害統一の建前ですが未だ精神障害者の公的サービスは他障害と比べ遅れをとっています．その矛盾を行政や公共交通機関などに当事者の立場から訴えていきます．医療費の増額や施設利用料の出費は我々，当事者の経済状況を圧迫しています．安心して暮らせる地域社会の実現を目指して我々は医療・福祉の消費者として声を上げていきます．

第9章　セルフヘルプグループと当事者活動

埼玉県精神障害者団体連合会（ポプリ）では未だ残る精神障害者への差別・偏見と闘っていきます．県下143,638人（うち在院患者13,070人，手帳所持者20,507人），全国303万人の精神障害者の想い，叫び，に心を寄せ，「障害者差別禁止法」とともに我々による「障害者福祉法」を勝ち取って行かなければならないでしょう．それには当事者による人材育成が欠かせません．県内各地で開催しているピアカウンセリング事業を今年度も継続し，単会を増やします．それにより当事者の横のつながりを強化させ，社会に向けて声を発信する力を強めます．また，当事者会に参加できない多くの友の心に寄り添い，会に迎える気持ちは忘れてはならない事であります．

　「ひとりぼっちをなくそう，共に生きよう」は，私たちにとってとても大切なスローガンです．病気や障害をかかえ一人家に閉じこもっている仲間がたくさんいます．この仲間を迎えるには，私たちはまだまだ力不足ですが，ここを原点に地道に活動する事が一番大切です．以下，私たちの運動方針を提起します．

記
1．この計画は，財政面の裏打ちがあってはじめて成り立つものであり，結成の原点に絶えず振り返り，本来の目的である人権センターを兼ねた，事務所兼作業所作りを粘り強く努力します．
2．障害者自立支援法の「根本的見直し」をはじめ，障害者が安心して暮らせる法律に改善する運動を進めます．
3．「社会的入院患者」が地域で暮らせるように活動します．
4．精神科医療がよくなるように活動します．
5．埼玉県の委託事業であるピアカウンセリング事業を充実させます．今年は，朝霞台で開かれている「ポプリ，サイゼリヤおしゃべり会」とともに，埼玉県下で「ポプリおしゃべり会」を開きます．また，当事者会の交流会も開きます．
6．ポプリ電話相談事業を質的に向上させるために，定期的に相談員の学習会を開き内容を充実させることにより相談件数の増加をはかります．
7．ポプリの活動を支えるためリーダー研修会を開きます．
8．ポプリ通信を充実させて，リーフレットやブックレット等ペンの力にてPR活動を行います．
9．さまざまな障害者団体との交流を進めます．
10．精神障害者保健福祉手帳による各種制度を実現する活動に取り組みます．
11．お互い，紳士，淑女の大人であり当事者であり，さまざまな人権意識を高めるために継続的に学習会を開きます．
12．団体交流室のデスクにパソコンを導入し，少しずつポプリのIT化をはかります．定期的にパソコン教室を開きスキルアップを目指します．

図9-2　2009年度（平成21年度）埼玉県精神障害者団体連合会（ポプリ）運動方針

平成15年7月25日

埼玉県精神障害者団体連合会
ポプリ会員の皆様

ピアカウンセリング学習会のご案内

　精神保健福祉行政の推進につきましては，日ごろ格別の御協力をいただき厚くお礼申し上げます．
　さて，埼玉県では，平成15年度ピアカウンセリング事業を，日本てんかん協会埼玉県支部及び埼玉県精神障害者団体連合会に委託し実施することとなりました．この事業は，精神障害を持つ当事者や家族が，その経験を活かし相互援助を通じて，回復への一助となることを目的としております．
　このたび事業の一環として，左記のとおり学習会を開催いたしますので，お忙しいとは存じますが，一人でも多くの会員の皆様がご参加くださるようお願いいたします．
　また，学習会では，石川到覚先生にセルフヘルプグループにおけるピアサポートの考え方や地域でのセルフヘルプ活動の意義や役割についてお話しいただく予定です．

（ポプリ通信，No.113（増刊号），2003より）

図9-3　学習会の案内

ピアとは仲間のことです．

ピアカウンセリングとは仲間同士互いに助け合うことです．

ピアカウンセリングの基本原則

1　良い，悪い，〜すべき，などという批判を避けます．
2　自分の心の動きを見つめ，それを素直に表現します．
3　その時受けた感情を大切にします．
4　1人称（私は）を使います．それがあなたの物の見方を保つ方法です．
5　秘密保持を守ります．グループで話されたことはグループ外に口外しません．
6　メンバー全員が参加者です．ただ参加の程度が違うだけです．

図9-4　ピアカウンセリングの基本原則

▶ 東京ドロップインセンターの当事者活動の経験から

　1993（平成5）年，障害者基本法が施行され「精神の患者も障害者である」と，法律ではじめて認められました．1900（明治33）年に施行された『精神病者監護法』以来100年もたって，やっと私たち精神障害者は警察の取り締まりから正式に解放されたのです．日本は，世界の精神保健の流れからみて100年間も遅れているわけです．私自身個人的にも母子三代100年間以上，昔は「キチガイ扱い」されたつらい経験をしています．

　私の当事者活動は，この障害者基本法施行以前に病院内の当事者の会の活動でスタートしました．そして，1993（平成5）年4月の全国精神障害者団体連合会（全精連）の結成に向け，病院内の当事者会の活動にも参加しながら，個人的にも，全精連結成のための本部実行委員として努力してきた1人です．

　全精連の結成大会が成功したあと，病院内の当事者会の活動を続ける一方，今度は新宿区の地域の当事者会をつくりました．それが「新宿あけぽの会」です．この頃，「障害者と家族の生活と権利を守る都民連絡会（障都連）」の会長さんより「よく考えてみると，今まで障害者団体が精神障害者を排除してきたことになる．これは間違っていた．それで沢田さん，会費は当面いらないから障都連に加入してくれないか」との申し出があり，当会も正式に障都連に加入しました．障都連とは，身体，知的，視力，そしてハンセン病などの，あらゆる障害者団体が加入している会です．

　「新宿あけぽの会」の実際の活動としては，まず，区議会議員の方と一緒に新宿区役所に行き，助成金の要請を行いました．区議会議員と一緒だったのでその場で決まりました．その後，今年まで毎年助成金をいただいています．助成金の項目は，「ピアカウンセリング事業」と明記され，このため，当会としても本格的にピアカウンセリング事業を毎年開催し現在に至っています．

　この間私はアメリカのロサンゼルスなどの精神保健の現場を見学し，ドロップインセンターのことを学び，日本に帰って早速，新宿あけぽの会を東京ドロップインセンターに発展させました．

　2002（平成14）年5月，日本障害者センターが開設されました．当会は障都連に加入していたので自動的に日本障害者センターに事務所をおくことができました．

　日本にあるあらゆる障害者団体が1つにまとまることができ，その結果，われわれもあらゆる障害者団体とともに国会，都議会などへの要請行動，怒りの座り込み，無年金裁判など多面的な活動をしています．

　「新宿あけぽの会」設立当初からニュースの発行を続け，現在北海道から沖縄まで全国に郵送しています．これらのニュースの印刷，発送作業などは，日本障害者センターで行っています．このような日本障害者センターの活動は，今後の日本社会の中で大きく発展していくものと確信しています．

　2002年度に受けた主な相談内容を表9-3に，1993年から現在までのピアカウンセリング事業の相談件数を図9-5に示します．相談内容は多彩で，この10年間で受けた相談は実に1万件を超えました．

表9-3 主なピアカウンセリング事業相談内容（2002年4月〜2003年3月）

当事者活動関係	当事者活動についての相談 ピアカウンセリングの方法についての相談 当事者会の講師依頼 当事者の会がつぶれたことについて 家族会からの相談 行政からの相談 第3種郵便物についての相談
医療・差別・偏見等の問題	閉鎖病院や鍵の問題，面会拒否のことなど どこの病院を受診したらよいかという相談 精神病であることを認めたくないなど，社会的偏見についての相談 宗教的な嫌がらせに困っているという相談 新聞社への抗議 警察に尾行された経験について 国会，厚生労働省，都議会への怒りの座り込みや要請行動について 学生無年金裁判の傍聴について
性・結婚	深刻な性の悩み 結婚報告
症状・寂しさ・生活の悩み	一人ぼっちの辛さ 躁，うつ，幻聴，幻覚，妄想の辛さ 自殺願望の相談 対人恐怖症，閉じこもってしまうこと 深夜に電話をかけまくってしまうこと アルコール依存症の問題，その深刻な悩み 薬の副作用が強すぎて悩んでいること 人間関係がどうしてもうまくいかないという悩み 金銭管理ができない，お金を貸して欲しい 正月前後が辛い，おしゃべり会に参加すること
福祉・仕事関係	生活保護で何とか生活していること 障害年金，障害者手帳などの相談 東京都の交通無料パスの利用などについて 都知事へ都営住宅をつくって欲しいと要望したいこと アパート探しが保証人のことで困難であること 何とか就労したが，障害者は大変であること 働けといわれても仕事がないこと

件数

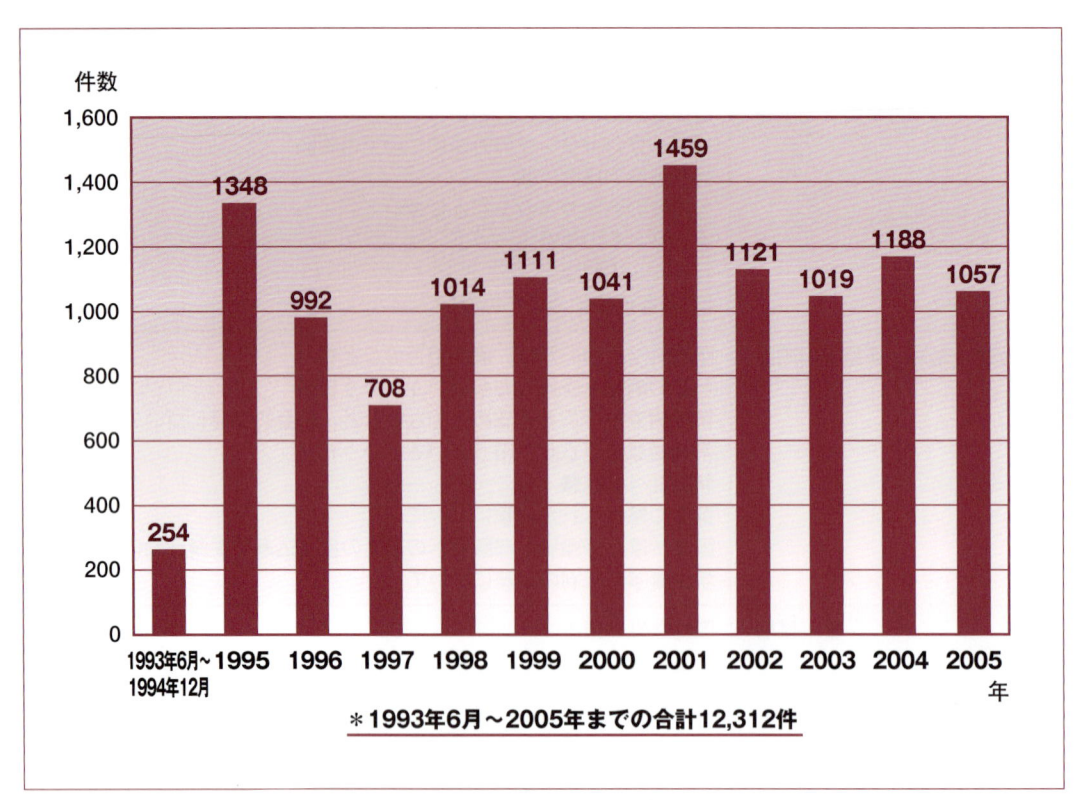

図9-5 ピアカウンセリング事業相談件数（東京ドロップインセンター・新宿あけぼの会）

年	件数
1993年6月～1994年12月	254
1995	1348
1996	992
1997	708
1998	1014
1999	1111
2000	1041
2001	1459
2002	1121
2003	1019
2004	1188
2005	1057

＊1993年6月～2005年までの合計12,312件

また，東京女子医科大学看護学部の学生さんが卒業論文で，第1号～100号までの会報を分析して私たちの会の活動史をまとめてくれました．それを表9-4に示します．

表9-4 東京ドロップインセンター・新宿あけぼの会の活動史─第1号～100号までの会報から

年号・会報番号	東京ドロップインセンター史	社会の動き	備　考
1993年 4月17日～18日		全国精神障害者団体連合会が結成される.	第86号（1999年2月8日発行）において1993年は，日本の精神障害者にとって，まさに革命的時期と以下のように述べられている. 1）全国精神障害者団体連合会が結成された事. 2）世界精神保健連盟1993年会議が日本で開かれた事. 3）障害者基本法が1993年12月3日施行され，精神障害者も「障害者」であると法律で明確にした事.
8月23日～27日		世界精神保健連盟1993年世界会議に62カ国が参加する．沢田さんがシンポジストとして参加する.	
第1号 （1993年9月15日発行）	新宿あけぼの会結成9月1日より会則施行．手書きで会報発行開始.		
12月3日		障害者基本法施行．精神障害者も法律上障害者として認められる.	
1994年 2月11日		東京都障害者福祉会館で，都民集会が開かれる．精神障害者だけでなく，各障害者も参加した.	
第14号 （1994年9月26日発行）	新宿区から助成金（25万）が交付される．カラオケセットを購入．以降毎年助成金が交付される.		助成金について，沢田さんにインタビューをすると「毎年正式に助成金を出しているのは，東京23区で聞いた事はない．区長の印鑑をもらうは，市民権を得ているという事．新宿区は，行政が正式に認めている．認めてもらう以上は頑張る」と話す．1994年当時は，25万円の助成金が交付されていたが，現在は5～10万円ほど.
1995年		精神保健及び精神障害者の福祉に関する法律が成立．精神障害者対策の法律の中に「福祉」が入れられる.	
第21号 （1995年1月25日発行）	阪神・淡路大震災により被災した障害者へ義援金を送る.		

年号・会報番号	東京ドロップインセンター史	社会の動き	備　考
8月2日		都立松沢病院で厚生省主催の精神障害者手帳についての説明会が開かれる．約450名の参加があった．	
第35号 (1995年11月30日発行)	1995年10月より，新宿区内のある作業所が移転する事になり「今度は，精神のために使って下さい」との話があり，新宿あけぼの会は，月2回利用する事になった．今までは，ファーストフード店などで，おしゃべり会を開いていたのが，新しい場所で落ち着いて話が出来るようになった．	12月総理府より「障害者プラン」(1996-2002) 発表される．	全家連の呼びかけに応じて，沢田さんが1995年11月5〜11日ロサンゼルス，セントルイスのアメリカメンタルヘルス視察に参加．
1996年 第37号 (1996年1月5日発行)	新宿あけぼの会の会報の連絡先に沢田さんのPHSの利用が開始された．		
第50号 (1996年9月6日発行)	1996年9月1日発行の新宿社協「けやき」に新宿あけぼの会が紹介される．		
第51号 (1996年9月10日発行)	1996年9月10日発行の「新宿区報」で新宿あけぼの会が紹介される．		
1997年 第57号 (1997年1月1日発行)	新宿あけぼの会の事務所が設立した．会報にも事務所の連絡先が書かれるようになった．		
第61号 (1997年4月1日発行)	3月のおしゃべり会で4月(新年度)からの役員を決定した．社会的偏見が強いため，役員名は，公表しない．また，運営について，おしゃべり会が定期的に固定化する．		
9月1日	新宿あけぼの会会則を一部改正．		

年号・会報番号	東京ドロップインセンター史	社会の動き	備　考
第69号 (1997年9月29日発行)	ピアカウンセリング事業が24時間体制を確立．		
第71号 (1997年11月6日発行)	会報が手書きからワープロで作成されるようになる． 新宿あけぼの会から東京ドロップインセンターへ発展し，東京ドロップインセンター・新宿あけぼの会となる．おしゃべり会が毎週火曜日に定着した．		第70号までは，沢田さんが1人で，約100部の会報を手書きで作成し，印刷していた．新宿区の4箇所の保健所に各20部を置き，家族会にも送付していた．第71号からは，ワープロを担当するメンバーがみつかり，ワープロで作成されるようになった．書き手も増えた．東京ドロップインセンターへの発展理由は，アメリカのロサンゼルスへの見学において，アメリカや諸外国では，ドロップインセンターが定着している事を知ったからである．また，メンバーが新宿区内だけでなく，関東にも広がったためである．第71号では，「ドロップインセンターというのは気楽に立ち寄れる場所，おしゃべりをする所という意味をもち，当事者の権利を守り，拡大していくアドボカシーの活動までする所」と述べられている．
1998年 第78号 (1998年4月15日発行)	新宿あけぼの会が郵便振込口座を開設する．会報の連絡先に載せる．		
第79号 (1998年5月1日発行)	会報が冊子になる．定価100円となる．役員第1次発表．役員を実名で発表するようになる．匿名者も含めて．25名の役員が決定する．		
第83号 (1998年11月8日発行)	会報が第3種郵便物に認可される．		第3種郵便物認可により，1部8円で郵送可能となる．また会報は500部となり，新宿区の障害者団体にボランティアを依頼する． 沢田さんに第3種郵便物認可についてインタビューすると「精神の当事者活動で第3種をとっているのは，あけぼの会と他に3つくらいしかない．3年間発行しなかったら取り消しになる．第3種によって，社会的にも市民権が得られる．また，認可されていると社会

			の人が（会報を）受け取るようになる」と話す．
1999年	1999年度日本社会福祉弘済会より，会報の発行を対象として助成金20万円が交付される．		
第86号 (1999年2月8日発行)	ピアカウンセリング事業を拡大強化させる．	3月「精神保健福祉法」一部改正．	沢田さん1人でピアカウンセリング事業を担当していたのが，新たに3人の当事者が行う事になる．
第89号 (1999年6月8日発行)	1999年6月より新宿区長から，新宿区立障害者センターの使用団体として登録される． 東京ドロップインセンター・新宿あけぼの会会則案が出される．		新宿区立障害者センターが無料で利用する事ができ，おしゃべり会やカラオケができるようになる． 結成時の会則案と比較して，東京ドロップインセンターらしさがでた会則になった．結成時は，第6条までだったのが第8条まで増え，私達の理念・日本国憲法と障害者基本法に基づいてという項目が増えた．
第90号 (1999年7月8日発行)	新しく郵便口座が開設される．		
7月23日		東京都新宿区障害者施策推進協議会が開催される．	当事者8名が委員に選定される．
2000年 2月7日		東京都は，来年度の復活予算を発表し，この中で精神障害者には，都営交通パスが発行される事になる．	
第98号 (2000年5月号)	インターネットを開設する．		
第99号 (2000年6月号)	沢田さんが全国精神障害者団体連合会の副代表に選定される． ピアカウンセリング事業に対し，ファックスを開設する．		ピアカウンセリング事業を24時間受け付ける．
2001年	今後は，全国的に他の障害者と一緒に事務所を設立する予定がある．*		この事について沢田さんにインタビューすると「障害者を一本にしないといけない」と話す．

（千葉喜代：平成13年度 東京女子医科大学看護学部卒業論文「ある精神障害者のセルフヘルプグループの活動史—東京ドロップインセンター・新宿あけぼの会の会報を通しての分析」．2001より抜粋）

＊2002年7月19日，日本障害者センターが設立され，東京ドロップインセンターの事務所も入った．

索 引

あ
アセスメント票	134
アドボカシー	154
アルコール依存症者の匿名グループ	154
悪性症候群	7
悪化	5
——のサイン	21,41,43,88,89
——の早期発見	12,97
——の防止	86,89
安心感	48
安全	33
——な環境	48

い
いのちの電話	130
生きがい	94
医療継続	115
医療チーム	29
医療への拒否	117
居場所	17
一時保護	59
一般就労	125
一般相談	111
飲水量チェック	102
陰性症状群	86

え
エンパワメント	153
援護寮	122
塩分制限	102

お
オルタナティブ	154

か
カウンセリング	61
カタルシス	16
カッツ	152
家族	8,60,61,63,112
——からの相談	60
——の協力体制	148
——の状況	23
——の生活の歴史	120
——の不安	26,34
——の不安への援助	3,8
——への介入	115
家族会	3,9,35,60
家族関係の調整	4,18
家族教室	35,147
家族懇談会	9,77
家族状況のアセスメント	30
家族調整	21
家庭訪問	110,134
過換気症状	64
過去最高レベル	3,7
介護支援事業所	134
介護保険	119
——制度	121
買物依存	61
外出・外泊	8
——訓練	26,34
外来	3,13
——ケア	21
——継続	16
——受診	48
——通院	13,53
——通院の意思	23
——における継続看護	56
——窓口相談	58
外来環境	47
外来看護	47
外来看護師	35,47
隔離	4,8
隠された意思を言語化するケア	43
確認行為	42
看護者による地域支援	137
患者会	3,156
患者教育	10
患者のペース	29,31,36
感情コントロール	65
関係機関の調整	121
関係機関の連携	121
関係づくり	89,93
——（脅かさない）	99
関係念慮	86
管理	22
環境づくり	47
環境の調整	48
観察	49

き
キーパーソン	25,63
危機時の対処	26,34
危機的状況	89
危険の早期発見	48
危険物の管理	49
虐待	152
休息	7
——入院	101
急性期症状	3,5
急性期入院治療料	8
給食サービス	93
共同作業所	124,125
教育プログラム	144
境界性パーソナリティ障害	52,66
近隣苦情	111
金銭管理	33,91,99,100,101,128
金銭のトラブル	60
緊急介入	119
緊急入院	115
緊張	88

く
クリニカル・ナース・スペシャリスト	29
グループホーム	93,142,145,149
クロルプロマジン	5
薬の作用感	9
薬の自己管理	9

け
ケア計画	133,134
ケアネットワーク	35
——づくり	92,93
ケアマネジメント	35,134,136
——従事者	93
——の導入	101
ケアマネジャー	101,119,135
ケース・カンファレンス	29
継続看護	53,62
継続ケア	69
継続治療	116
警察	51,61,115
警察官通報	118
芸術療法	74
権利擁護	59,154
幻聴	5
言語化されない思い	45
現実検討力	22,27
現病歴	3,7

こ
コーディネーター	136
コミュニケーション障害	7
コンサルテーション	29,57
コンプライアンス	56,62
誤薬	5
公共職業安定所	92
行動制限	4
向精神薬	7,59
交通機関の利用	33
交流	131,132
抗精神病薬	7
抗不安薬	7
攻撃	5
高齢者	65
高齢の精神障害者	119
高齢福祉課	119
コンボ	156

さ
サポートグループ	3
サポートシステム	38
作業所	17,137,145
作業療法	74
作業療法士	35,57
作用	5
再発のサイン	10
再発予防	12
再来患者	59
在宅医療	57

在宅生活支援	115

し

シェルター	154
ショートステイ	93
支援体制	33
市町村	111
――自立生活支援事業	122
――保健師	111
――保健センター	107
思考化声	98
思考伝播	36
思春期問題	111
嗜癖問題	111
自我	85, 86, 99
――の脆弱さ	93, 99
――領域への侵入	93
自活能力	142
自己決定	13, 27, 38, 45, 84, 93, 146
自己責任	141, 146
自殺企図	43
自殺未遂	43
自傷行為	51, 66, 67, 68
自閉	68
自立	44
――生活	142
――相談	59
――支援医療	92
事故防止	48
疾患のコントロール	85, 86, 89
社会参加	56
――の促進	92
社会資源	25, 57
――の活用	121
社会的入院者	135
――の退院促進	136
社会的不利	85, 92
社会的偏見	52
社会福祉協議会	125
社会福祉サービスの活用	92, 93
社会福祉事務所	59
社会保険診療制度	95
守秘義務	48
受診	47
――相談	58
授産施設	122
就労	74, 148
――への援助	92
――移行支援事業所	92
――継続支援事業所	92
住居の確保	26, 34, 92
処方調整	29, 86
初回入院	1
初期対応	111
初診	52
所得の確保	92
女性相談員	58, 59
女性相談所	59
女性相談センター	59
小規模通所授産施設	125
小グループ活動	141
小集団精神療法	74
症状悪化	87
症状コントロール	3, 10, 16, 26, 34, 39, 40
症状スケール	41
症状との付き合い方	99
障害児(者)地域療育等支援事業	122
障害者基本法	72, 165
障害者職業センター	92
障害者自立支援法	111, 122
障害者総合支援法	137
障害者プラン	70, 122, 166
障害受容過程	94
障害年金	48, 92
情報収集	2
情報提供	3, 4, 8
食事	32
――指導	103
職親制度	92, 125
自立支援医療	48, 92
心理教育	17, 28, 34
心理的脆弱性	29, 38
身体合併症	7, 88
身体管理	3, 7, 102
身体障害者	122, 124
身体状況の把握	103
身体症状	37, 58, 87, 99
身体状態	7
――の観察	88
信頼関係	4, 7, 16, 17, 28
――の構築	3, 94
診療報酬制度	70
新障害者プラン	22, 123, 135

す

スーパーバイザー	104
ストレス	21, 86, 88
――因子	88
――耐性	100
睡眠状態	87

せ

セカンドオピニオン	61
セクシャルハラスメント	58
セルフアドボカシー	154
セルフケア	2, 16, 24, 38
――レベル	90
――看護理論	45
セルフケア能力	23, 29
セルフケアレベル	3
セルフヘルプ運動	153, 156
セルフヘルプグループ	152
世界精神保健連盟1993年世界会議	165
世話人	142, 143, 144, 149
生活援助	90, 103
生活技術のチェックリスト	32
生活技術のトレーニング	26, 31
生活技能	74, 97, 104
――訓練	28
生活基盤の確保	92
生活圏拡大への援助	93
生活行動拡大への援助	97
生活支援	124
――プログラム	127
――ワーカー	122
生活者	141
生活状況の把握	88
生活スケジュール	10
――の立案	33
生活像	2
生活相談	111
生活チェック表	91
生活能力の維持・向上へ向けた援助	84, 89
生活能力の障害	85, 89
生活のペース	143
生活必需品の購入	33
生活福祉課	133
生活保護	59, 92, 133, 149
生活リズム	39, 68
生活歴	3, 8
性同一性障害	58
精神衛生法	107
精神科外来	47, 58
精神科救急医療システム連絡調整委員会	158
精神科退院前訪問指導料	19
精神科デイ・ナイトケア	70
精神科デイケア	70
――等の施設基準	71
精神機能の障害	85
精神障害者共同作業所	124
精神障害者居宅生活支援事業	93, 111, 124, 133
精神障害者ケアガイドライン	133, 134
精神障害者ケアマネジメント	93, 133
――体制整備推進事業	133
精神障害者社会適応訓練事業	92, 125
精神障害者小規模作業所	137
精神障害者地域生活援助事業	142
精神障害者地域生活支援センター	122
精神障害者との関係づくり	85, 93
精神症状観察	97
精神状態	5, 28
――のアセスメント	30
――の悪化	88
――の観察	87
精神病者監護法	162
精神訪問看護	84
精神保健一般相談	126
精神保健活動	107

精神保健相談	58,114,116	——の不安	3,10	**と**	
精神保健相談日	58	——訪問	3,13	ドクターショッピング	52
精神保健福祉活動	107	——訪問指導	26,35	ドメスティックバイオレンス	58
精神保健福祉士	9,34,48	退院不安	26,27,28,29	ドロップインセンター	154,162
精神保健福祉センター	58	退去命令	59	当事者会	162
精神保健福祉相談	107,111	息薬	67,87	当事者活動	152,153,158
精神保健福祉相談員	58	代弁	92	当事者団体	158
精神保健福祉相談業務	110	代弁者	3,9	東京都精神障害者共同作業所補助金制度	125
精神保健福祉相談窓口	129	単身生活	41	統合失調症	36
精神保健福祉手帳	111	単独外出	34	頭部症状	58
精神保健ボランティア	125	短期入院	1,2	同伴外出	77
洗濯	32	断酒会	155	特定非営利組織	137
全国血友病協会	154	**ち**		頓服薬	10
全国交流集会	156	地域家族会	133	**な**	
全国精神障害者家族会連合会	156	地域活動支援センター	122	仲間づくり	136
全国精神障害者社会復帰活動連絡協議会（全精社連）	156	地域支援	122	**に**	
		——ネットワーク	26,35	ニーズ	133,134
全国精神障害者団体連合会（全精連）	156,158,162,165	——ネットワークを構築する時期	27	二次的障害	3,7
——の目的	156	地域資源との連携	26	日常生活技術の評価	37
全国精神障害者同盟	155	地域施設	14	日常生活の援助	2,4
全国精神遅滞児協会	154	地域住民	111	日常生活支援	127
全国精神保健福祉連合会	156	地域生活	122	日本患者同盟	155
全国ハンセン病療養者患者協議会	155	——支援	122	日本障害者センター	162
全体像	2	——支援事業	125	入院に対する不安	4
全日本断酒連盟	155	——支援センター	93,122,123,125	入浴	32
そ		地域精神保健福祉活動	135	——サービス	13
相談	131	地域精神保健福祉機構	156	妊娠	60
——活動	129	地域連携	133	認知再構築	153
——業務の市町村移管	129	知的障害者	122,124	認知症	111
——行動	111	治療環境	8		
た		治療計画	35	**ね**	
他職種（他部門との）連携	53,57	治療中断	112,119	ネットワーク	115,118,121
多量服薬	49,50,51	長期入院	22	——づくり	3,12,88,121
対応の心得	89	——からの退院計画	22	——の拡大	154
対処法	3	——からの退院支援	22	眠気	59
対人関係技能	92,104	長期入院者	25	**の**	
対人トラブル	18	**つ**		ノーマライゼーション7か年戦略	70,122
体感幻覚	68	通院医療費公費負担制度	48,92,111	**は**	
体験としての障害	85,93	通院患者リハビリテーション事業	92	パーソナリティ障害	63
体重の管理	102	通院継続	48	ハートイン東京宣言	156
退院	11,12,27	通院中断	48	パニック症状	64
——アセスメント票	24,25	通勤寮	122	ハローワーク	92
——オリエンテーション	13	通所授産施設	125	ハロペリドール	6
——準備のグループ	28	**て**		配偶者からの暴力の防止及び被害者の保護に関する法律	59
——促進	23,36	デイケア	70,74,107		
——の意思	23,24,26,27,28,30	デポ剤	20	配偶者暴力相談支援センター	59
退院計画	25	テレパシー体験	36	配食サービス	32,92
——の立案	26	てんかん協会	159	犯罪被害者	152
退院後	31	低栄養状態	7		
——の生活技術チェックリスト	39	転院	61	**ひ**	
——の生活準備を行う時期	27	転倒	7	ピア	152,159
——のフォロー体制	35	電話相談	58,110,129,130	ピアカウンセリング	122,154,156
退院支援	22,25,27				
退院指導	26,35				
退院前	10				

ピアカウンセリング事業	159,162,168
ピアサポート	154
ひきこもり	112
火の元	33
非定型精神病	40
被害妄想	5
病院家族会	156
病感	63
病識	56,60,63,67,86,99
病棟	13
──訪問	53,68

ふ
プライマリナース	62,63,65
不安	86,87,99
──による身体症状	101
──の軽減	17
振り返り	34
婦人相談員	58,59
婦人相談所	59
服薬管理	24,39
服薬教育	9,18,26,34
服薬教室	144
服薬継続	16
服薬時間	10
服薬自己管理能力	23,56
服薬チェック表	34,87
服薬中断	12,18,21
服薬の確認	87
服薬へのコンプライアンス	7
副作用	3,7,59
福祉工場	92
福祉事務所	58
福祉相談	111
福祉的サービス	111
福祉的就労	74,142
福祉ホーム	92

へ
偏見	1,2,4,16,112

ほ
ホームヘルパー	92,93,119,134
ホームヘルプ	93,135
──事業	133,134
ボランティア	124,133,134
──育成	136
──教育	136
──講座	133
──団体	133
保健師	15,107
保健所	107,111
──デイケア	115
──保健師	112,119
訪問看護	3,13,26,35,36,84
──ステーションからの訪問看護	95

──制度	94,95,121
訪問看護師	13,35
訪問契約	95
訪問サービス	95
訪問指導	94,95
暴力	61,65
発疹	59

ま
マック・デイケア/ナイトケア・センター	155
待合室	50
万引き	61
慢性統合失調症	11

み
未治療・治療中断者	107,111
見捨てられ感	31
民生委員	112
みんなねっと	156

む
無為	68
無年金裁判	162

め
迷惑行為	65
面会	9
──制限	3
面接	110
──相談	129

も
モニタリング	134

や
やどかりの里	156
薬剤師	3,9,57
薬物依存症	61
薬物依存リハビリテーションセンター	155
薬物療法	5
──の作用・副作用	5
──への援助	3,5
薬歴管理表	5

よ
陽性症状	86,96
擁護	92
抑制	4,8

ら
乱費	97

り
リストカット	49,50
リハビリテーション	37
利用契約	138

力価換算表	5,6
臨床心理士	61

れ
レイプ	58

ろ
老年期うつ病	7

欧文
12のステップ	155
AA	154
ADL	56
Alcoholics Anonymous	154
CNS	29
COMHBO	156
CP	61
DARC	155
DV	58
──防止法	58
Katz AH	152
MAC	155
National Alliance for Mental Ill； NAMI	155
NPO	137
──法人	123,158
OT	35,57
PSW（psychiatric social worker）	9,14,34,48,60
SST（social skills training）	28
the Association for Retarded Children	154
the National Hemophilia Foundation	154

| 精神障害者の退院計画と地域支援 | ISBN978-4-263-23535-5 |

2009年12月20日　第1版第1刷発行
2015年 1月10日　第1版第6刷発行

　　　　　　　　　　　　　　　　　編著者　田　中　美　恵　子
　　　　　　　　　　　　　　　　　発行者　大　畑　秀　穂
　　　　　　　　　　　　　　　　　発行所　医歯薬出版株式会社

〒113-8612　東京都文京区本駒込 1-7-10
TEL. (03)5395-7618(編集)・7616(販売)
FAX. (03)5395-7609(編集)・8563(販売)
http://www.ishiyaku.co.jp/
郵便振替番号　00190-5-13816

乱丁,落丁の際はお取り替えいたします　　　印刷・教文堂／製本・榎本製本
© Ishiyaku Publishers, Inc., 2009. Printed in Japan

本書の複製権・翻訳権・翻案権・上映権・譲渡権・貸与権・公衆送信権(送信可能化権を含む)・口述権は,医歯薬出版(株)が保有します.
本書を無断で複製する行為(コピー,スキャン,デジタルデータ化など)は,「私的使用のための複製」などの著作権法上の限られた例外を除き禁じられています.また私的使用に該当する場合であっても,請負業者等の第三者に依頼し上記の行為を行うことは違法となります.

JCOPY <(社)出版者著作権管理機構 委託出版物>
本書を複写される場合は,そのつど事前に(社)出版者著作権管理機構(電話 03-3513-6969, FAX 03-3513-6979, e-mail : info@jcopy.or.jp)の許諾を得てください.

ナーシング・ポケットマニュアル
精神看護学

■田中美恵子（東京女子医科大学看護学部教授）
　濱田由紀（東京女子医科大学看護学部講師）編著

■A6判　274頁　定価（本体2,400円＋税）

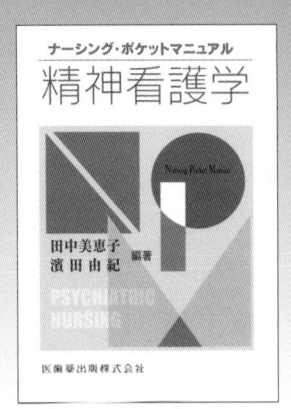

ISBN978-4-263-23491-4

- 激しく変動する昨今の精神保健医療福祉動向を押さえつつ，多様化・複雑化する国民の精神保健問題を受けて，これまで以上に多様な知識や技術が求められるようになってきた精神看護の実践に役立つハンディーな手引き書．
- 精神看護の実践に必要と思われる知識項目を厳選し，それぞれの項目についてポイントを絞ったコンパクトな内容でまとめ，看護学生・新人看護師・実習指導者・看護教員の方々がポケットに入れて携帯し，必要な知識を確認しながら実習や臨床実践を進めることができるよう意図している．
- 看護師国家試験の出題基準も考慮して内容を構成すると同時に，精神看護ケアにかかわる新しい概念も押さえ，さらに，精神看護においても心身の両側面から看護ができるよう，特に心身のかかわりに力を入れた1冊．

CONTENTS

1 精神看護学とは
精神看護学とは　精神看護における倫理　精神看護に必要な知識と技術　精神看護の活動の場

2 精神看護の実際
精神看護実践の構造とプロセス　精神看護の機能と働きかけの技法　関係の形成　精神状態の観察

3 精神疾患と看護
統合失調症（急性期・慢性期）　気分障害-1（うつ病性障害）　気分障害-2（双極性障害）　不安障害-1（パニック障害）　不安障害-2（強迫性障害）　不安障害-3（外傷後ストレス障害：PTSD）　身体表現性障害　物質関連障害-1（アルコール依存）　物質関連障害-2（薬物依存）　摂食障害　パーソナリティ障害（境界性パーソナリティ障害を中心に）　子どもの精神障害-1（広汎性発達障害）　子どもの精神障害-2（注意欠陥／多動性障害）　認知症　てんかん

4 精神状態別の看護
せん妄　不安状態　興奮状態　幻覚・妄想状態　無為・自閉状態　抑うつ状態　躁状態　拒否・拒絶　攻撃的行動・暴力　希死念慮・自殺企図　離脱状態　心気症状　精神科救急時の看護

5 生活と看護
生活支援　家族支援

6 身体症状と看護
精神科身体合併症　身体疾患早期発見のための観察ポイント　フィジカルアセスメント　検査データの基礎知識　精神科でよくみられる身体疾患　精神科救急で気をつけたい身体疾患　うつ病でみられる身体症状　身体疾患と精神症状　身体疾患治療薬の精神状態への影響　向精神薬治療と身体疾患　妊娠と向精神薬治療　水中毒　感染予防

7 治療と看護
身体的検査　心理テスト　薬物療法　電気けいれん療法　精神療法　集団精神療法　作業療法　心理教育　SST　デイケア　チーム医療・チームアプローチ　行動制限　リスクマネジメント　訪問看護　ケアマネジメント　司法精神看護　コンサルテーション　リエゾン精神看護　専門看護師・認定看護師

8 法制度と社会資源
障害者基本法　精神保健福祉法　精神保健福祉法に基づく入院制度・移送制度　障害者自立支援法　障害者自立支援法に基づくサービス　障害者手帳制度　心神喪失者等医療観察法　障害者雇用促進法と就労支援　医療保険制度　介護保険制度　生活保護制度　障害年金制度　成年後見制度　共同作業所　家族会　セルフヘルプグループ　AA・断酒会

文献　付録

医歯薬出版株式会社　〒113-8612 東京都文京区本駒込1-7-10　TEL.03-5395-7610　FAX.03-5395-7611　http://www.ishiyaku.co.jp/